健康 Smile 10

健康Smile 10

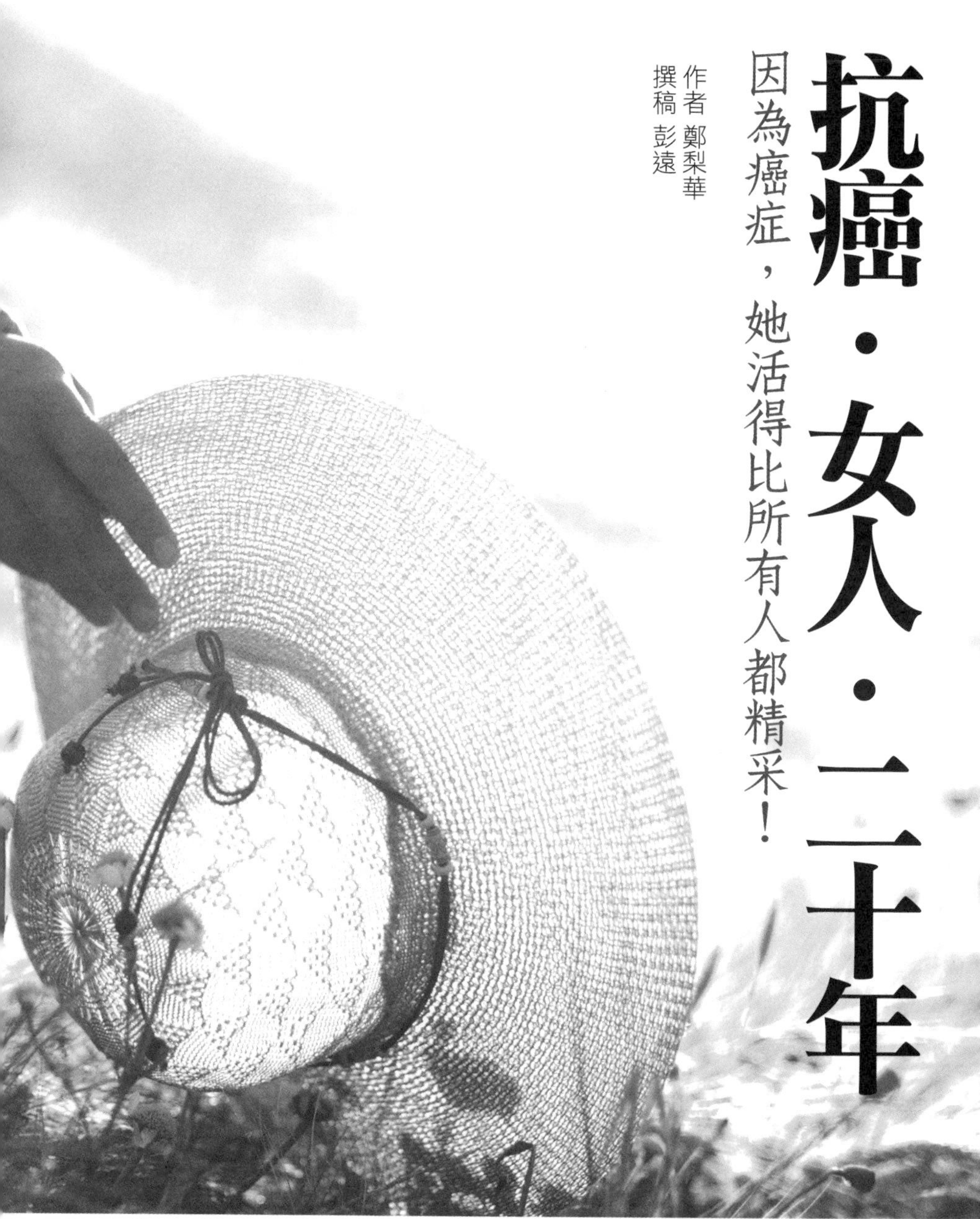

抗癌·女人·二十年

因為癌症，她活得比所有人都精采！

作者 鄭梨華
撰稿 彭遠

健康smile.10 **抗癌・女人・二十年**

作　　者　鄭梨華
撰　　稿　彭　遠
審　　訂　陳明豐
美　　編　吳佩真
副 主 編　高煜婷
總 編 輯　林許文二

出　　版　柿子文化事業有限公司
地　　址　11677台北市羅斯福路五段158號2樓
服務專線　（02）89314903
傳　　真　（02）29319207
郵撥帳號　19822651柿子文化事業有限公司
E-MAIL　service@persimmonbooks.com.tw

初版一刷　2011年12月
　　二刷　2012年01月
定　　價　新台幣250元
I S B N　978-986-6191-16-9

歡迎走進柿子文化網 http://www.persimmonbooks.com.tw

~柿子在秋天火紅 文化在書中成熟~

國家圖書館出版品預行編目(CIP)資料

抗癌・女人・二十年 / 鄭梨華作; 彭遠撰稿. -- 初版. -- 臺北市 : 柿子文化, 2011.12
面；　公分. -- (健康Smile ; 10)
ISBN 978-986-6191-16-9(平裝)

1.癌症 2.病人 3.通俗作品

417.8　　100023366

開啟生命動力的泉源

台灣癌症基金會執行長——賴基銘醫師

在平均約每六分半鐘就有一人被診斷為癌症的今天，說對癌症全然沒有驚慌與恐懼是不可能的！鄭梨華女士二十年前罹患直腸癌第三期合併淋巴轉移，做了人工肛門，開刀三個月後就復發轉移，因此旋即併行放療與化療，在當年治療藥物不像今天有這麼多選擇的情況下，過程的確煎熬。然而，鄭女士歷經的還不僅僅是一場癌症末期的嚴峻考驗，更有個人家庭與婚姻的創痛，她不僅沒有被擊倒，在周邊親友的鼓勵、支持與陪伴下，反而激發了更堅強的生命能量，開啟了更豐富的人生智慧。或許體驗到罹癌是一門老天爺要她尋找生命意義的功課，她很快地調整心情，配合醫師長期的治療計畫，不再聽信偏方，不再病急亂投醫，勇敢走過艱辛的療程，終於抗癌成功。

相信讀者看完《抗癌・女人・二十年》這本抗癌二十週年的心路歷程大作，不難從主人翁鄭女士身上看到一種生命態度——正面積極的思考、保持樂觀的心情、不輕言放棄的心態，這些都是很多癌症病友得以抗癌成功的關鍵因素。此外，鄭女士在書中還特別回顧了自己罹癌之前的飲食與生活型態——偏食、嗜吃油炸食物、工作與家庭雙重壓力，再再印證了飲食與生活型態，的確和罹患大腸直腸癌的風險密切相關。本人也在此提醒讀者：透過多吃蔬果、少吃紅肉、多運動，加上定期篩檢，來對抗這個目前台灣最多人罹患的癌症——大腸及直腸癌。本書揭露了許多抗癌成功與失敗的案例，恰恰可提供讀者許多相當珍貴的抗癌啟示和激勵，值得大家細細體會。

走過二十年艱辛的抗癌路，如今鄭女士事業有成，同時將自身的經驗化為助人的行動力。現在的她是「高雄市抗癌服務協會」理事長，希望能藉由自己的親身經驗，鼓勵所有癌症病友積極對抗病魔，熱情擁抱生命！而本書也真的令人深刻體會到抗癌歷程的種種寶貴經驗，特別是在面對生命的挫折與磨難時，她所展現的堅毅與智慧，令人格外感動與佩服。

罹患癌症或許是生命中的遺憾，但絕對不是缺憾，反而是開啟生命動力的泉源，本書的出版，相信不僅可以鼓勵許多的癌症病友勇敢面對疾病、戰勝病魔，對所有面臨生命低潮的朋友而言，也同樣深具啟示，是一本值得一讀再讀的抗癌、防癌好書。

用生命和血淚換來的見證與反思

中國醫藥大學副校長　吳永昌教授

近年來國際醫藥產業有兩大趨勢，其一是二〇〇三年人類基因圖譜完成定序之後，全球開始熱衷藥物基因體學（Pharmacogenomics）的研究，希望藉由這些研究去洞悉疾病的產生與藥理作用的特殊機轉，並進一步研發出新藥，同時也希望就個人基因的差異找出「因人用藥」的新療法。其二是傳統醫學與中醫藥產業發展受到國際社會的重視，這點從世界衛生組織WHO於二〇〇二年發表的「2002-2005 Traditional Medicine Strategy」以重申傳統醫療的重要性可見端倪。

根據美國國家衛生研究院對「另類醫療」的定義：未廣泛被現代醫學接受的醫療處置，皆可狹義地被認定為另類醫學。顧名思義，我國傳統中醫藥也被美國國家衛生研究院歸於輔助與另類醫療的範圍內。近數十年來，另類醫療已漸漸受到歐美國家的重視，市場也日益肯定，主要是由於大家開始注意健康照護的根治和生活品質的提升，且體認到現代醫療有其極限，因而尋找另一種替代療法或天然療法所致。

中醫、中藥一向為我國傳統，源遠流長，歷經五千多年的研究與經驗傳承，其醫療用處以及對人體保健的益處久經時代考驗，更為現代醫學所驗證。就以本書作者鄭梨華理事長成功走過二十年的抗癌心路歷程而言，正是體驗傳統醫療和替代療法的先驅。二十年前，鄭理事長被證實罹患癌症之後，非常配合主治醫師的指示，並經歷一連串的手術、放療、化療和二次開刀……，但病情始終無法被控制下來。在山窮水盡瀕臨絕望的時刻，甫從日本精研中西醫整合療法的陳明豐醫師剛好學成返國，因緣際會之下，透過陳醫師的中醫藥調治，加上現代生物科技經臨床實證的保健食品多重調養，經過二至三年的認真養病，終於克服病魔。

這本書真實呈現了作者與病魔搏鬥的一路艱辛和抗癌終底於成的體悟，給人許多珍貴的啟發，那是用生命和血淚換來的見證與反思！而這些心路歷程對目前正身陷癌症風暴侵襲的病友，無疑提供了非常具有實證經驗的激勵價值。

就在今年（二〇一一年）四月中旬，行政院衛生署國民健康局公布了一項驚人的統計：二〇〇八年七萬九千八百一十八人罹患癌症，比二〇〇七年增加四千零四十九人，平均每六分三十五秒就有一人確診罹癌。緊接著六月中旬國民健康局又公布，台灣每隔十二分又四十八秒就有一人死於癌症，若統計死亡率，去年（二〇一〇年）癌症死亡人數更是首度突破四萬人。這樣的發生率和死亡率幾乎讓每個人聞癌色變，大家都希望找到特效藥，成功治好癌症。

緣此，國民健康局為建立國人大腸直腸癌各期存活率（大腸癌已是我國發生人數最多的癌症）的資料，據以評估癌症治療成效，於民國九十三至九十七年度，由全國四十四家醫院所申報三萬六千七百零八筆大腸癌期別資料（約占全國八成的大腸癌個案），分析國人五年內大腸癌各期別的新診斷個案數及存活率，追蹤這些個案至九十八年十二月三十一日為止的五年存活率，整體為百分之五十六。

這是國人第一次大腸癌期別五年存活率的正式統計報告，結果顯示，患者的五年生存率，就是接受手術之後五年依然生存的比例，只有百分之五十六。也就是說，即使手術成功，依然有百分之四十四的人在五年之內復發或轉移身亡，這份調查報告具有相當參考價值，值得國人警惕。因為一般來說，各種癌症治癒率多是以五年生存率為基準，這個比率大約都只有五成，也就是即使動了手術，將近一半的人仍然不敵癌症的侵襲而過世。

因此本書的出版，如果可以有效提升癌友的五年存活率，無疑也是功德一件。記得一位友人曾經說過：「要能夠真正樂觀抗癌並不是那麼容易，但當你聽到許多抗癌人的真情告白時，你會深深受到感染，『抗癌鬥士』彰顯的意義就是：快樂抗癌，人生就有未來！」認識鄭理事長多年，她是一個熱情有勁、慈悲助人的人，這本書深藏著作者二十年來所經歷過的苦澀與甜美……，但願本書的問世，藉由成功抗癌人的見證與現身說法，能夠鼓舞更多癌症病友勇敢戰勝癌症的打擊，也讓更多抗癌人能夠見證現代醫學和傳統醫療的長足進步。

重新點燃生命的希望

高雄榮民總醫院傳統醫學中心主任｜吳景崇醫師

從鄭梨華理事長的《抗癌・女人・二十年》這一本書中，可以看到癌症的形成，很多是跟飲食、生活壓力有密切的關係。鄭理事長治療的過程中，經由西醫的正規療法及CAM（Complementary and Alternative Medicine，互補療法）的相輔相成，加上她的毅力，終於成功走過漫長的抗癌路，也成為一位抗癌者的典範。今天我們看到的鄭理事長是一位面色紅潤，有健康的體態，並且充滿自信的成功企業家。在蓬勃發展的事業之外，她則是一位處處充滿愛心的抗癌人。如今，她能以一位抗癌過來人的身分，再度帶領高雄市抗癌服務協會，可說是再貼切不過了。

美國是全世界醫藥最發達的國家之一，自一九七一年尼克森總統宣布的國家重點計畫——抗癌戰爭（War on Cancer）以來，至今雖有諸多發現與成就，但是目前還未能達到理想的結果——把癌症摧毀。癌症仍是位居死亡之首，美國癌症協會（American Cancer Society）公布一九五〇年及二〇〇一年癌症治療中每十萬人治療的死亡率，即使相隔五十年，並沒有太大差異。日本外科名醫濟陽高穗在其著作《這樣做，讓癌症消失》中指出，三十多年來不斷提升開刀的技術，精確的切除癌症的病灶，結果依然有百分之四十八的癌症病人在五年內復發死亡。

目前癌症治療，正規主流醫學主要用的是「外科手術」、「化學藥物治療」、「放射線照射治療」。癌症的治療首重早期診斷，因此定期的檢查是必要的，待確診後，必須尋求正規醫學的治療原則。過去人們常會尋求民間的祕方草藥，以規避必要的外科手術、化學治療、放射治療。病人究竟為何會如此懼怕正規的治療方法？是因為過程中有太多副作用，使得病人不得不面對難以承受的痛苦。殊不知，這可能會使人陷入所謂的「不明就裡」，如盲目醫療、療效不明、延誤醫治、電解質不平衡、過失醫療的困境之下；中草藥依據的是熱瘤概念，仍以寒涼之劑的草藥以治之，這在沒有臨床實驗下，常有許多的變數，不可不慎！

癌症的治療，必須有一治療團隊做整個療程的策劃，包括：外科手術的解說，化學藥物及放射治療的適應症及其副作用的處理，護理師的衛教，營養師對整個療程中飲食的調配，身心科醫師的心理諮商，再加上ＣＡＭ互補療法的運用，家人的扶持、朋友及社團的關懷、宗教信仰的倚靠、合適的體能活動……，形成一個堅強穩固的治療網。

半世紀以來，現代醫學對癌症的治療固有其一定的療效，但也伴隨有不少副作用，諸如免疫力的下降、造血功能的被抑制、胃腸機能的障礙等，由於這些問題浮出檯面，全世界ＣＡＭ的輔助也應運而生。

早期主張以ＣＡＭ來對癌症治療的名醫先趨者，幾乎被正統醫學封殺，美籍德裔的名醫馬克斯・葛森（Max Gerson，1881～1959）醫師就是其中最具代表性的人物，但隨著ＣＡＭ的影響漸受重視，他所主張的抗癌飲食療法理念，至今仍能在美、墨兩國的Gerson College持續地發揚光大。中國醫學的生理觀「先天之氣，在於腎，後天之氣，在於脾胃」說明了人體免疫力及胃腸功能的重要性，又提及「人無胃氣則亡」，此「胃氣」乃指飢餓感，也提示了人體無論何時，不知飢餓感，終歸滅亡，因此，癌症治療豈可忽視「後天之氣，在於脾胃」的概念。

鄭理事長在書中提及「經過一系列慘不忍睹的治療過程，千磨萬折，終於出現峰迴路轉的醫療契機」——柳暗花明——陳明豐醫師的中西醫整合療法，擬定一連串長期治療計畫，重新點燃生命的希望。其一藥物治療期，其二飲食習慣改變，其三紓解生活壓力。這其中飲食的重要性，無疑是癌症治療中自己可以掌控的治療重點。日本外科名醫濟陽高穗的飲食療法，師衍葛森醫師的飲食原則再將其發揮到淋漓盡致。一九九八年哈佛大學Dr. Judah Folkmon特殊的抗癌方法引起注意及報導，用阻斷微血管的增生的方式來切斷腫瘤的營養與氧氣供給，已達抗癌的效果。他認為腫瘤會惡化且迅速成長，是因為身體繼續供應新生血管需要的肥料，癌症的治療飲食占了非常重要性的地位，飲食在癌症療法成功比例上占了百分之三十至三十五，每天三餐正確飲食，等於一天做了三次無副作用的小化療，好細胞需要的營養，大口大口的吃，癌細胞需要的營養一口都不能吃，飲食的重要性不言可喻。

藉著鄭理事長的大作，寫此序文，深感榮幸，也藉此機緣和關心癌症治療的朋友互相砥礪，讓癌症的治療，最後變成慢性病的保健。

生命「驚」驗無限可能

高雄市抗癌服務協會諮詢理事長——許鈴華女士

我很好奇，怎會有如此生命力強韌的人？認識梨華姐已經是十二年前的事了！那是我加入高雄市抗癌服務協會的時候，初次見面的第一印象停留在她是個亮麗、熱情、事業很成功的女企業家，只是跟一般生意人一樣，是個願意回饋社會、幫助弱勢團體的愛心會員罷了，後來才知道，原來她還是個抗癌鬥士！愈了解她的人生與治病過程，愈是讓我由衷感佩和感動，因此成為同是病友的好姐妹，彼此互相加油打氣，也投身抗癌服務協會的行列。

看過太多關於生命、健康與抗癌的討論，無論是本國或是外國的作者，皆不勝枚舉，而這本經由梨華姐親自口述、彭遠撰文的抗癌實錄，是我感受最赤裸裸、毫不避諱、也最真實的分享，包括罹病之後衍生的家庭問題與外在環境變化，讓人不禁心有戚戚焉，也對梨華姐在抗癌期間所承受的身心煎熬，以及歷經冗長化療過程的勇敢與意志力著實動容。這本書的出版，相信會讓更多人了解生命存在的意義與可貴。

協會走過十幾個年頭，舉辦過無數次的「抗癌鬥士」表揚，這個緣起即是因為梨華姐在一次的大會分享中，受到熱烈迴響而持續舉辦的。這本書的內容，其過程與細節就像是一部戲，劇情曲折神奇、起伏不斷，有悲有喜、有苦有淚，有陷入深淵的驚險，也有浴火重生的喜悅！然而，這部戲還沒有落幕，隨著劇中主角熱愛生命的主軸而持續發展，它讓我們了解，命運是操縱在自己手裡，人生的編劇、導演都是自己，她改變自己的人生也掌握劇情的脈動，她很清楚自己對社會教化的影響，因為生命在她身上得到了最佳的詮釋。

這篇推薦序拖了好久，原因是我筆拙深怕無法完全表達內心的感受，但看完梨華姐的口述內容後，我哭了，久久不能自已……。別人也許只能體會一二，但對於同樣也是癌症病人的我，其中的艱辛、困頓與身體所承受的苦痛，就像是烙印一樣深深地刻在心中，永遠都不會消失！自己曾經走過這條路，書中傳述的某些情景與細節，就像引領我走入時光的隧道，讓我再次啜飲個中滋味。

同是抗癌人，多年來投入服務癌友的領域，是因為我們了解「痛」是如何，「呼吸」是什麼，「生命」又是怎樣的意義！每年「抗癌鬥士」的分享，無非就是希望能讓這群為生命掙扎的人早日脫離病魔，為生命重建找到方法。但每個人在有限的條件及表達能力下，往往辭不達意、言不由衷，或是零零散散，總是無法綜合出一套有效的教戰手冊。梨華姐有感於此，用了許多的心力，甚至把最真實、難堪的過程完全無私的剖白，無非就是希望她的親身經驗能幫助罹患重大疾病，以及在跟生命賽跑的病友，告訴大家：「她能，他（她）們就一定能！」她是抗癌的典範、是社會正面的能量，也是突破命運的代言人。

十幾年來，我看過太多人因病而苦，許多家庭也因此受累。投入抗癌服務協會的工作是一份自助助人的責任與使命，因為在面臨生命威脅的那一刻，那種害怕、惶恐與不安，自己是深刻體會過的！而現在，我重新活過來了，知道抗癌其實沒有那麼艱難。真的！只要你放下了自己，只要你懂得包容、體諒、感恩、惜福，了解無常的美與大自然的法則，珍惜天地萬物，活在的當下，你將會發現：你的生命已然在蛻變！

我也體悟到唯有「愛」能解決一切，唯有「愛」能激發求生的能量。我熱愛生命，想要沒有遺憾地走完人生，所以我學習保持快樂的心情，充實自己的每一天，抓緊時間做自己喜歡做的事情，讓細胞保持愉悅、活化的狀態，不斷提升自己的免疫能力，因為這樣的態度對病情的修復是非常有助益的，只要你願意改變，生命將是無限的可能！

恭喜梨華姐在百忙當中完成這本書，這是罹癌病友和家屬的一大福音。同是抗癌人，我自問如果是她，我會有這樣的意志力、耐力跟勇敢嗎？她的人生「驚」驗，展現出了生命的無限可能，讓我們跟隨這本書的精神與勇氣，一同追求生命真正的存在與價值。

目錄 Contents

好評推薦

序言

超曲折！20年抗癌全記錄……

命運的詛咒？出軌的婚姻令人痛上加痛！

我真的活下來了！這樣做甩掉癌細胞——20年抗癌路的回顧&前瞻

書末後記

附錄

抗癌這條路，既是如此艱辛，也就沒有理由軟弱

鄭梨華

「癌症」這個名詞，如今可說是個比流行性感冒還要流行的病。所有人對它的感覺都是恐懼與未知，更害怕它找上身來，幾乎是將它與死亡畫上等號！癌症之所以讓人感到害怕，是因為在治療過程中，不只生理上要受很大的痛苦，生活品質更是嚴重降低，加上心理壓力、經濟壓力等各種問題接連而來，更讓人感到不知所措，就像飄流在狂風暴雨中的一葉小舟，感覺隨時會被巨浪吞沒、沉入無底深淵似的！因此，每次我在與癌友對談時，總是一定要告訴他（她）們：「抗癌這條路，很長、很苦、很艱辛又很痛，非得要全心全力去面對它不可。」首先，必須要自我覺醒，做好面對它、接受它的心理準備，才有戰勝的機會。

抗癌這條路，既是如此艱辛，也就沒有理由軟弱，必須凡事樂於接受，放寬心，一心一意就只為打贏這場戰而準備。如今事過二十年了，我也成功打敗了讓人聞風喪膽的癌症，現在人生也過得精采。但是在生病期間的前五年，是我人生中最困難也最危險的一段時期，要如何走過真是一大考驗，尤其是接近癌末出現癌痛的那個階段，心裡想著能活下來嗎？還能活多久？全都是未知數……。豈知屋漏偏逢連夜雨，又在此時出現了讓人難以接受的婚姻問題，再加上錢被倒了還要背負房貸及工作危機，這接二連三的每件事，對當時的我而言，都是將我提早送

入地獄的重擊。此時，我的情緒陷入了極度痛苦的深淵，內心一直吶喊著我該怎麼辦？誰能來幫助我？誰能來拯救我？當時我望著三個年幼的小孩，內心突然出現一個巨大的聲音：「鄭梨華！從小就不服輸和勇氣十足的妳，怎麼可以在這個時候被打敗呢？」但是，要怎麼樣不被打敗呢？此時我體認到了「唯有放過自己，癌症才會放過你」的道理。不要太在意外面加諸於你身上的任何事情，只要專注在自己是否有能力突破眼前的難關，畢竟在這個階段裡，凡事都太在乎的話，只有自尋苦吃而已。所以那個樂觀、開朗、愛笑、凡事大而化之的我又出現了，我有信心一定能夠打贏這場戰爭！女性天生忍耐度、韌性就比男性強，所以遇到困境往往都可以克服。但是在象徵女性的器官出現問題時，面對另一半的心情，脆弱時往往足以喪失求生的意志。更何況，此時如果又發現丈夫的背叛，這無疑是加速生命結束的沉重打擊。

今日，我以自己抗癌的心情故事來和大家分享個人經驗，是經過好幾年反覆思考後所做的決定，因為我可能必須面對比癌症更大的挑戰，那就是——要將自己內心、最深層的部分公開，讓這不為人知的家庭隱私、婚姻瑕疵等傷痛歷程攤在陽光下，我不知道這樣做是對是錯？是否會引起另一段的家庭風波？我無法預知。但這幾年來，在高雄市抗癌服務協會中看見許多病友，罹病之後和我有相同的遭遇，卻不知道何去何從！因此，這讓我想要盡自己一些棉薄之力，來幫助那些曾經跟我有相同際遇的病友們，所以就算可能會掀起另一次人生的波瀾，只要能夠多幫助一位病友，走向健康的生活，那就是我個人最大的安慰和意願！

一本值得抗癌人和家屬細細咀嚼的心血結晶

彭遠

生命是可貴的，病人一旦確定罹患癌症，如何能在抗癌的黃金時刻把握關鍵且有效的治療之道，是所有病友和家屬最關切的問題，也是整個醫界持續精進要挑戰攻克的核心課題。

二十年前，芳齡才三十四歲的鄭梨華女士，不幸罹患直腸癌第三期合併淋巴轉移（註：期別3C，表示有四個或更多的淋巴結已有腫瘤轉移）。當年開完第一次刀，即切掉肛門，改換人工造口，長期的「傷痕」成為她一輩子揮之不去的陰影，更造成身體永久性的後遺症。熟料，不到三個月，癌症就又復發接近末期階段，於是馬上同時進行放療與化療，但癌痛卻益發嚴重，在病急亂投醫的情形之下，四處求訪祕方、密醫，病情不但毫無起色，反而變本加厲了！之後，由於癌症腫瘤復發日益嚴重，旋即進行更無把握的第二次手術，在醫師群普遍不看好預後的情形下，山窮水盡之際她遇到了生命中的貴人——陳明豐醫學博士，二十年來親身見證「中西醫整合療法」對治癒癌症產生的莫大功效，其治療、用藥方式與中西醫整合理念，真真確確值得國內眾多癌症病友深入了解與借鏡。

抗癌的過程漫長且艱辛，然而抗癌的結果卻是難以預測，而鄭理事長抗癌歷程的精神與勇氣，的確可以引發大多數癌症病友及家屬的共鳴與認同。撰寫本書的過程，我不僅多次深入訪談鄭理事長，亦特別訪談她二十年前抗癌過程中，曾幫助她走過生命黯淡時期的幾位貴人，包括：陳明豐醫師（高雄醫學大學醫科畢業，畢業後接受內科住院醫師訓練，而後赴日本富山醫科藥科大學攻讀博士學位，專攻中草藥及免疫學研究，回國後曾服務於高雄醫學大學附設中和紀念醫院、台南市立醫院、彰化秀傳紀念醫院副院長兼中西整合醫學科主任，目前為高雄義大醫院輔助暨整合醫學中心主任，兼一般內科及消化器內科主治醫師）與高雄長庚醫院放射腫瘤科王重榮醫師的治療回顧；還有形同最佳看護的妹妹鄭麗英女士；工作與生活上的親密姐妹淘羅碧芬與陳惠容女士；及成功克服癌症之後，在事業發展過程中很重要的兩位貴人──康儷股份有限公司李金旆董事長與新高橋連鎖藥局陳國明總經理；還有兩個女兒成年以後回顧母親當年抗癌的種種辛酸，以及面對父母曾經滄海難為水，婚姻觸礁的點滴心情告白。

本書第三部分「我真的活下來了！這樣做甩掉癌細胞──20年抗癌路的回顧&前瞻」，秉持自渡渡人的胸懷，特別強調對抗癌症必須把握前面兩年的黃金治療時間，並鼓勵抗癌人找到生命中的奮鬥目標來迎戰癌症，領悟「要放過自己，癌症才會放過你」的信念，如此，才能重建自己的身心靈並克服一輩子的心靈創傷。此外，書中還藉著回憶幾位認識的病友，思考他們為何無法走過抗癌這條路的啟示，指出抗癌人必須找到適當釋放壓力的出口，唯有具備正確的抗癌知識與自我內在調整能力，最終才能打敗病魔。

此外，還有陳明豐與王重榮兩位醫師，他們對鄭梨華理事長過往治療的回顧與癌症防治的經驗談，對如何正確抗癌之道一針見血，內容十分精闢，非常值得癌症病患深思咀嚼；還有鄭梨華理事長從多年抗癌歷程中領悟到的「清調補完」養生之道，進而身體力行成為日常生活中的「自我健康管理」守則，也是值得大家細細的領略。

最後，還有作者再許自己另一個二十年，即願對癌症防治事業奉獻一份心力的使命感，以及來自高雄市抗癌服務協會康高瑜執行長的分享與期許。至於談到作者的婚姻、工作與事業的章節，只是附帶說明了故事主人翁歷經一連串癌症治療之外，一些不為人知的甘苦與奮鬥歷程，我沒有特別著墨作者怎樣處理婚姻和如何成功創業的細節，而是著重在表達一位曾經受過癌痛、婚姻創傷的癌症病患，最終不僅戰勝癌症，而且創業有成的可貴經驗，讓讀者領略一位抗癌鬥士在歷盡千辛萬苦的人生旅途中，如何走出生命接二連三的風暴，譜出不同凡響的抗癌樂章……。

從本書中，我們更可以獲得一些重要的啟示，舉例來說：癌症病友在對抗癌症的初期非常需要家屬、親友的關心和支持，甚至一路的陪伴與照顧；經濟上的後盾與工作上的維持，往往是病人抗癌、恢復自信心的重要關卡；找到適合的主治醫師並與其討論適切的醫療復健方式，絕對是病人能否戰勝癌症的核心課題；病人的積極度有時也會激發醫師的治療態度，所以病人的努力同樣不可或缺；以及如何讓自己的情緒、壓力適當的釋放與舒解；如何改變飲食習慣與正常作息；如何適切營造自己的身心靈……，每個關卡都環環相扣，同時，這些也都是病友與家屬最希望了解的，也正是這本書作者在抗癌成功之後，願意站出來現身說法、忠實呈現的抗癌啟示錄：

- 如何把握抗癌最重要的「兩年黃金治療時間」，以及選對主治醫師並在醫病期間共同討論出適宜的療程計畫，是抗癌成功最重要的第一步。
- 家人、摯友的支持與照顧，是抗癌精神上、心靈上重要的支柱。
- 對家境較困苦的人，由於沒有經濟上的後盾，往往會在抗癌的路上產生很大的心理負擔，影響後面的治療成效，所以癌症病友必須有適當體認和自我內在調整能力。
- 自己的努力與否攸關抗癌最後成敗的決定因素，例如懂得主動開口請求協助、個性積極樂觀、懂得廣泛看書作功課……都會影響復健的最後成效。
- 相關支持性團體的支援與協助，不管是醫院的醫護、社工人員，或是民間的抗癌病友團體組織，都會直接間接影響抗癌的進程和心理建設。

總之，這是一本值得萬千抗癌人和家屬細細咀嚼的心血結晶，唯有閱讀過的人，才能心領神會。

值得一提的是，從許許多多的臨床經驗及近年來愈來愈多的醫療個案顯示，面對漫長的抗癌折騰與煎熬，家屬、親人更需要被教育。從這本書我們即可清楚看到，每個癌症病人身邊的親人與摯友，都是他們在對抗癌症、重建生命過程中非常重要的貴人，所以本書不僅值得癌症病患深讀，更值得身邊有罹患癌症的家屬與朋友細讀，因為你我大家都有可能是他（她）們生命中的貴人，當我們懂得愈多、學得愈深，就愈有能力幫助更多的病友和家屬。

本書撰寫過程中，要特別感謝一路幫忙謄稿和協助校稿的朋友、長官，並感謝接受本人採訪的幾位受訪者，尤其更要感謝陳明豐醫師的總校訂，讓這本書的內容更具專業性和實用性。本書編寫過程雖力求完善，然疏漏之處在所難免，期各前輩先進批評指正。

奇蹟，是留給永不放棄的人！

Part 1

超曲折！
20年抗癌全記錄……

我才三十幾歲，那麼年輕，才正要在工作上大展長才；我還有心愛的老公、可愛的孩子……，醫生卻告訴我得了第三期末直腸癌。我聽話動了手術，失去了肛門，但卻換來了三個月後的再度復發！不得了，這次已經惡化到第四期了……。我不想死！

事出必有因，罹癌非偶然

偏食愛吃肉、嗜吃油炸食物、工作與家庭壓力兩頭燒……

二十年前（一九九一年），癌症悄悄地找上了我，讓我的生命起了戲劇性的變化，在此我願意將曲折又艱辛的抗癌心路歷程與大家分享，並為自己過往的人生留下見證。

回想民國八十年五月二十三日，我因為連續三個月排便時不斷出血而前往醫院作檢查，檢查結果並非一般的痔瘡出血，而是直腸癌！對於這個晴天霹靂的殘酷現實，我實在無法接受，徬徨、無助、複雜的思緒頓時一一浮現在眼前……，這樣的情景，二十年來從不曾從我的腦海中消失，那是一段刻骨銘心、令人難以忘懷的生命歷程。

其實，我現在依然很肯定當年幾位醫師的講法，我並不是被證實得到癌症時才生病的，「妳應該是很多年前，癌細胞就開始生成擴散了，只是自己不知道罷了！」首先，在飲食習慣方面，我應該是**垃圾食物吃太多了**——我從小就不喜歡吃蔬菜，也不太愛吃魚，卻很喜歡吃肉，比方說牛肉麵之類的餐點，如果沒有吃到肉，就好像沒有吃飽的感覺；此外，我又特別喜愛吃油炸類的東西，例如炸花生、牛肉乾……等加工食品，那種香香酥酥的感覺，好有味道！記得小時候，因為家鄉雲林縣西螺農地種了很多花生，逢年過節，家鄉的人都會把花生絞成粉狀，弄得黏ＴＴ的，再做成花生糖，或者花生加麵粉，炸成一塊一塊享用，以前很流行，我可說是從小吃到大，真的吃很多。所以，個人的偏食習慣，恐怕是造成罹患癌症的首要因素。

其次是工作環境的因素，民國七十四年到七十七年我在高雄前鎮加工區工作，一直到七十七年才進到美商台灣雅芳Avon化粧品公司。我在加工區上班的那個階段，剛好是台灣外銷做得很好的時期。當時的公司經營鞋子出口貿易，那其實是一個容易致癌的工作環境。因為做鞋子的基本材料包括了皮料、塑膠等等，以及鞋子在成型階段一定會使用到的強力膠和白膠，到最後在清潔、擦亮鞋子時也一定會用到的一種東西——甲苯。因為我天天都穿梭在鞋廠裡面，所以每天吸到的都是這些**化學成分**，那是我當時的工作環境。

而且在那段期間，公司接單量相當大，經常都得熬夜加班到通宵，所以外食的機會很多，偏偏我就愛吃油炸類、香香酥酥的東西，或者牛肉乾，而且我只要一個禮拜沒吃牛肉麵，就會受不了。所有外在環境的因素，都對我很不利，但我一直認為自己很健康，因為從小就特別喜歡體育課，自恃運動健將，所以也就不會去注意太多，渾然不知長期的偏食習慣和通宵加班，早已戕害年輕的身體而不自覺。

此外，我在加工區上班的那段時間，家中突然發生了一件很大的變故。當年先生是服務於保二總

不要自恃身體「很健康」，再好的體質若不懂得好好照顧，一樣會生病！

隊，派駐在前鎮加工區的保警（原本先生是長期擔任警察的工作）。當時加工區使用特別法，而先生一時不小心誤觸加工區特別法：當時他跟另外一個同事值班站崗，在還未盤查清楚的情況下，讓廠商私自夾帶一些外銷皮衣出前鎮加工出口區；廠商趁他們兩人一個去洗手間、一個在講電話的時候偷偷帶出。他們的疏忽是沒有盤查——即使只是小小的幾件皮衣，又是樣品，但他仍被牽連是瀆職，無端遭到檢察官起訴，所以在未定案前暫時被停職了一年半。他的上司告訴他，如果不是被判刑七年以上，就是無罪，兩者其一。

當時真的嚇得我驚慌失措！

民國七十四至七十五年左右，一個三十歲不到的婦女帶著兩個小孩，一邊要上班，要應付公司內部的競爭（當時公司廠長對我算器重，很快就升到現場當女主管），一邊又向親友借了很多錢，試圖打通關節幫先生擺平官司，所以在那段期間，**精神上的壓力**，早已大到無以名之。尤其先生因被暫停職務而失業在家，薪水沒了，經濟重擔便全落在我身上，而那個官司處理起來，不但時間長又非常棘手，家庭經濟壓力前所未有的大，令我身心俱疲。

經過一年多的奔走訴訟，法官看我先生尚無前科紀錄，而且念他只是一時疏忽而非刻意犯行，最後被判無罪，才得以復職回到警察單位上班。不過，原本他的工作是在前鎮加工區，之後則被調到恆春的核三廠，所以那時他人在恆春，我在高雄加工區，兩年多之後先生才又調回屏東；這段期間，我們又生了第三個小孩。

老實說，我的直腸癌很可能早在加工區工作時就爆發了！只是，自己警覺性不夠高才沒有發現。比方說，那時候我經常會拉肚子，排便已經不太正常了，有時候一天拉個兩、三次，大便的形狀也變得比較細，不像一般人的一樣。在這個過程當中，並不是沒有去看醫生，每次回雲林西螺娘家時，我都會抽空到彰化一個知名腸胃科診所看醫生，可是他並沒有特別幫我做什麼檢查，只問了一些問題，就說我有大腸急躁症的症狀，然後開藥給我吃。

生完第三胎後隔三個多月，因感冒很嚴重而住院，整個人變得非常虛弱，於是主治醫師順便幫我做了超音波相關的檢查。我想，當時他應該是有發現問題，因為醫院的護士曾跑來跟我說：「小姐妳的大腸好像有問題喔！」而且還問了一些很奇怪的事情，我自己也搞不清楚。我覺得當時屏東空軍醫院的那個醫生太保守了，如果他能早一點講清楚，我應該就會到大醫院做更徹底的檢查，也許就能早點發現直腸癌的問題。而且，我自己那時候實在真的也沒有什麼癌症知識——三十歲上下，如果人家說妳大腸有問題，妳會想到是癌症嗎？

因為之前看醫生都只是說我有大腸急躁症，所以我當下也自然只回答護士說：「對啊！我知道！我知道！我大腸有問題。」

護士說：「妳要小心一點喔！要再去看看醫生喔！」

我說：「我知道，我都有去彰化看。」

她們可能也誤會我的意思，以為我自己已經知道大腸有什麼問題，所以也沒有告訴我檢查出來的結果是怎樣，就這樣住院一個禮拜，等重感冒康復後就讓我出院了。

出院之後回公司，我又馬不停蹄繼續工作，但很不幸的是，自此之後我大便就開始經常帶血——那是民國七十六年左右的事了。因為忙著工作、帶小孩、處理先生的官司，根本無暇再去關心自己身體的異狀，單純的認為可能只是加班熬夜、火氣大的緣故，引起痔瘡作怪，才會有時候肛門脹脹痛痛的，根本不知道它就是癌症的癥兆。

七十七年五月，剛好雅芳在高雄應徵區經理。因為我在加工區上班時，已經是雅芳的會員了，而當時一位頗照顧我的區經理——應該算是我的上線——跟我說，她即將往上升遷，由於認為我有能力做業務，所以想徵召我到雅芳做區經理，於是她推薦我去面試，結果順利錄取了！

當時，我剛好想轉換一個跑道，所以也躍躍欲試。可能跟自己外向好動的個性有關吧，雖然在加工區時擔任現場管理，但始終覺得自己應該可以往業務相關的工作去嘗試、發展。而且，早在這之前，就有幾家公司曾找過我，例如我認識一位汽車公司的業務經理，他也一直希望我可以到他那邊跑業務，還說如果我去做一定會很厲害哩！但最後我還是選擇了雅芳，選擇一個自己喜歡的工作環境。可能因為女生都愛漂亮，尤其我是天秤座的人，更愛漂亮啦！

就這樣子，實習三個月後，也很順利地成為雅芳高雄區經理，民國七十七年九月正式開啟了我的雅芳業務生涯。後來我才親身見證一件事，如果沒有雅芳這份上班時間彈性的工作環境及優厚的收入，恐怕當年漫長的抗癌歷程，早就撐不下去了。

隔年，七十八年的時候，雅芳辦了一場新產品發表會，就在高雄分公司的展示中心。當時突然覺得肚子很痛，不斷拉肚子，結果拉出來的全部都是鮮血（可能當時就是腫瘤破掉了），而且渾身冒冷汗、頭昏眼花，整個人覺得很虛弱，於是當場休息了一下，才跟業務經理說人很不舒服，想要回家。她問我怎麼了，我說：「可能那個痔瘡弄到破了。」我記得很清楚，當時正值七十八年十月分新產品發表會的期間——那是我第一次大出血。回家之後，塞劑一塞它就好了，休息幾天沒再出血，所以我又開始像拼命三郎一樣瘋狂地工作。老實說，那時我剛進雅芳做區經理，會員幾百人，正在打基礎、拼江山之際，忙得根本沒有辦法想太多，看醫生是一件很奢侈的事！

不要小看身體的異常狀況，以免延誤病情。

其實，民國七十九年的九月、十月左右，我就常常覺得頭痛、整個人很不舒服，後來檢查發現腦部長了一顆腫瘤。十一月分隨即住院開刀取出腦部的良性血管瘤，但很諷刺的是，開完頭部腫瘤，醫院也沒有幫我做其他項目檢查，所以從出院後一直到年底，我依然沒有發現罹癌。八十年二月左右，雅芳舉辦傑出人員紐澳地區旅遊，我因業績達到公司設定目標而得到獎勵出國，只是旅途中我一直不明所以的感到特別累，毫無玩興，這是酷愛旅遊的我從沒有過的經驗；而且旅行中，上大號時依然不時流出血來！但因為還不知道那已是嚴重警訊了，所以我一直把它當作痔瘡來看待，心裡頭壓根兒從來沒有一個「癌」字在腦海中出現，一點點的危機意識都沒有……。

事情終於爆發了。就在那趟紐澳之旅回國後，由於當時國內正流行吃麻辣火鍋，所以農曆春節過後，我就跟雅芳的一群同事一起聚餐吃麻辣火鍋。沒想到，吃完之後沒多久就不斷拉肚子，尤其肛門比以往更腫痛，整整不舒服兩、三個月的時間，即使塞了痔瘡的栓劑，依然無法止血。在妹婿再三的勸告之下，我才驚慌的跑到醫院安排做大腸鏡檢查，不做則已，檢查報告一出來，便開始了一段漫長與死神搏鬥的抗癌曲折故事。

回顧當時，自從民國七十六年先生的官司告一段落之後，身心已疲憊不堪，隨後七十七年又馬上加入雅芳團隊，倍增的工作壓力，常常令我處在家庭與工作兩頭燒的窘境，再加上自己的個性好強，輸人不輸陣，總是帶領會員沒日沒夜的衝鋒陷陣……。現在回頭想想，**癌症真的跟情緒、壓力有非常大的關係**——那些總是將所有壓力一肩扛，不說出來又盡往自己肚裡吞的人，往往最容易罹癌，因為這些人可是將所有的「炸藥」都吞到腸子、肚子裡去了。我聽過、見過周遭無數病友的罹癌經驗，從跟他們聊天當中發現，十個癌症病人中，十之七八個性都很急；此外，雙重壓力罩頂時，有的人愛面子從來不跟別人講，有的則是吞進去之後就不想講；而我就是屬於那種不想把不好的事情告訴別人，而將所有壓力往自己身上扛的人，能解決的事就自己解決，不能解決就囤積在心裡面！

晴天霹靂，第一次發現罹癌就是第三期末

第一次開刀，從此失去正常排便能力。

八十年二月，吃完麻辣火鍋，大便一直出血，塞劑整整一個月都沒效，三至四月期間實在是覺得不對勁了，才去高雄長庚醫院掛號看醫生。要做大腸鏡檢查的時候，腸胃科張簡醫師問我一些狀況，他聽我說完，甚覺不妙，劈頭就唸：「妳大腸及肛門有那麼多狀況，為什麼不早點來做檢查？」

我回說，「我工作很忙啊！」

張簡醫師直呼：「到底是賺錢比較重要，還是命比較重要？」

當下我心頭為之一震。那時自恃年輕、身體勇健，壓根兒沒想到會是多嚴重的病。隨後醫師就安排我去做大腸鏡檢查，並推薦我轉診，讓當時的長庚院長范宏二醫師為我詳細檢查並做進一步的治療，他還交待說，范院長是台灣直腸科醫師的權威，要我放心讓他診治。

直到現在我還記得，當時在醫院裡做大腸鏡檢查的那短短幾分鐘時間，肛門處一直流出鮮血來，這

時不知怎的，我開始有一種不祥的預兆……。事隔幾日再到醫院看報告，結果范院長告知，我既不是一般性的痔瘡出血，也不是肛門廔管發炎，而是惡性腫瘤——直腸癌！

我還依稀記得，自己整個人頓時臉色蒼白、頭暈目眩。我簡直不敢直視范醫師的眼神，但更不敢大聲尖叫，也沒有哭。我強做鎮定，一直問院長該怎麼治療好呢？直腸癌會有怎麼樣情況？我該怎樣抗癌？怎麼復健？何時才能康復？那時范醫師直指核心表示：要趕快開刀才有機會和希望！但他並沒有說明病情的嚴重程度，我也不知道是第幾期。醫師只說治療方針要視情況而定，甚至可能需要割除整個肛門，並在腹部換一個可供排泄的人工肛門，聽得我懵懵懂懂，所以只問了一句：「一定要這個禮拜動手術嗎？」

當時范院長的病人很多，所以我也沒有多少時間可以追問，更不知該從哪裡問起，而他只回我說：「我盡量看看，如果可以幫妳保留肛門就保留，如果不行，就只好這樣做——換個人工肛門。」言下之意還幫我保留一點希望。

我那時候也只能直接了當地說：「好！」

該怎麼處理就怎麼處理。我做事一向當機立斷，不喜歡拖泥帶水，所以也就沒有再去別家醫院複診，完全信任醫師，醫生叫我開刀就開刀，沒有太多的猶豫。

找醫師時，最好不要只看一個醫師。即使你覺得第一位醫生已經很好了，最好還是再多找幾個你覺得不錯的醫生，才有助於尋求第二、第三意見，幫助你確定最適合的治療方案。

離開醫院後，我並未立刻回屏東的夫家，因為那時先生的祖母過世，正在辦喪事，於是就先到妹妹家。一見到妹妹，我就開始放聲大哭，妹妹也跟著掉淚，我一直哭……一直哭……，哭我的小孩怎麼辦？兩個女兒還在念小學，最小的兒子才四歲，如果我這麼年輕就死掉了，我兒子以後怎麼辦？誰要陪我兒子長大？反而沒問自己還可以活多久！這時妹妹起身鼓勵安慰我說，「眼下好好治病、如何對抗癌症最重要，兒子有人會幫忙照顧，妳不用太擔心。」

那時候我的心情矛盾、無奈與焦慮百感交雜，「不行！我還年輕，不能死！我要是死了，心愛的老公、小孩又怎麼辦？我辛苦營造的家庭、事業可能就會一夕瓦解……」這樣的聲音一直在我的內心深處吶喊著。

這一切來的太突然、太突然了，讓我幾乎措手不及……。

從小我就是一個好強、凡事都不認輸的人，朋友都說我的個性就像個男生一樣。想起四十幾年前，小時候到雲林西螺鎮上念書的情景，一個八至九歲的小女孩，每天要騎著單車約五到六公里的距離才能到學校上課，不論刮風下雨、春夏秋冬，而且還要騎過一段很長的稻田、西瓜田以及很多私人墓地及公墓，但我都不怕。我們鄭氏親族，包括堂哥、堂姐、堂弟都是村莊唯一到鎮上念中學的，自己還是當年村莊裡頭一個考上大學的女生（中國文化大學體育系，但讀到中途，因為當時家庭經濟突然發生變故，沒能繼續念下去，只得先行辦理休學）。回首過去成長的歲月，令人不勝欷噓！所以，當時一知道罹患癌症時雖然受到嚴重打擊，但我打從心底就告訴自己，一向不認輸、從小都是考第一名的人，**為什麼要**

輸給癌症？我又是念體育系的，從小就是短跑、跳遠、田徑能手，我一定要恢復像過去體育健將般的體格……，不服輸、不願就此被擊倒的心聲，聲聲回盪在我的靈魂深處。

高雄長庚醫院原本安排我在五月二十五日立刻入院開刀，告誡我說，若再猶豫，癌細胞可能會不斷擴散，屆時恐怕就非常不樂觀了！但屋漏偏逢連夜雨，當時先生的祖母剛過世，必須等到處理完老人家的後事，方能入院開刀。也因為多了這幾天的心理調適，讓我得以有從容的時間、更坦然的心情去面對這次的重大手術。待喪事辦完後的一個禮拜，五月三十一日早上十點，我被推進了手術房，經歷了長達七個小時的直腸癌手術，一直到下午五點多才被推出轉送病房。隨著麻醉藥效的消退，疼痛的知覺漸漸強烈，那種不能言喻的痛楚，實在非筆墨難以形容！竄流在我身上的疼痛，陪著我度過了半昏半睡的七十二個小時。

醒來之後，無助的我再度崩潰了！因為我發現身上有三處讓我無法接受的傷口，一處是肛門摘除後宛如棒球大小的傷口，另一處是腹部縫合長達十五公分的傷口，還有一處傷口是要陪我下半輩子的人工肛門。徬徨無助的我僅能細心聽候醫生、護士的指示，帶著忐忑不安的心情在醫院裡頭，學習如何照顧人工肛門、訓練排便的時間與方式，並適應今後這個造口所帶給我生活上的不便。直到多年以後，我才深深體悟，「人工肛門」對一個女人造成的傷害，那真是一輩子的痛！

這次住院前後總共十四天，出院後在家休養直到傷口癒合，兩個月後才開始上班。七月上旬回診，醫生告知說：「很好！很好！」回家繼續調養即可。然而，禍不單行，不過個把月時間，八十年八月上旬，在一次洗澡的過程中，無意中發現肛門切口附近，竟長出一顆像花生般大小的腫瘤。由於切口處異常疼痛，也因為有過去的經驗，所以這次不假思索，我飛也似地趕快跑去掛號看醫生，自忖可能是第一次手術沒拿乾淨之故：肉眼看得到的地方，腫瘤有割除掉，但肉眼看不到的癌細胞卻無法完全切除殆盡，才會讓癌細胞有機可乘。

可笑的是，一直到第二次復發，延遲申請保險給付的我，在看到診斷證明書時，才確切知道自己是直腸癌第三期合併淋巴轉移，已進入末期階段。

三十四歲正值青春風華時竟然罹患癌症，若再往前推算，恐怕早在不到三十歲前，我就**受癌症侵襲而不自知**。天啊！在醫療未如現在進步的二十幾年前，誰會想到自己年紀輕輕就得到癌症？這在當時就如同是「絕症」的代名詞！

民國八十至八十二年，在鬼門關走了幾回，那是我人生最慘淡、最傷痛的一段時期。

手術不到三個月，癌細胞再復發

放療加化療，癌痛到不得了——真是生不如死！

記得當時第一次開完刀、出院前曾請教范院長，是否需要進一步做放療或化療？他說不用，直接回家調養身體就好了。那時為了補身體拼命吃雞精、雞肉，豈知雞肉原來不能吃過量，因為內含太多荷爾蒙反而助長癌細胞的復發，也許就是這樣，才讓當時沒手術乾淨的癌細胞快速增長復發！

小心，雞肉不能吃過量，內含太多荷爾蒙反而容易使癌細胞復發或增長。

肛門造口影響日常作息甚大，沒想到在我正苦思著該如何克服往後生活的不便、才不過兩三個月的時間，八十年八月上旬回診檢查時，腫瘤竟然無聲無息再度復發。范醫師看到腫瘤愈長愈大顆，而且還擴散到淋巴組織，直呼不得了了，他表示癌症已進入第三期末正要轉入第四期，五年存活率不到百分之五十，若不即刻接受放射療法及化學治療，後果將不堪設想！在無從選擇之下，我只好放療及化療同時進行，從八十年九月做到十一月，將近兩三個月的時間。伴隨著治療而來的副作用——接續帶來的疼痛、抽痛、掉髮、消瘦，真是讓我痛不欲生！

剛開始治療的時候，一個人還可以在上班前先自行搭計程車去醫院做放療和化療，之後再趕到辦公室，但做沒幾次，體力就不行了，後來都是靠著妹妹陪伴到醫院，才有辦法做完療程。因為我是復發且是接近末期的病患，癌症情況已經是非常嚴重了，所以才不得不同時進行做放療和化療，體力不夠的人根本無法負荷。我本來是念體育系的骨架，以前的大腿、小腿都很有肌肉感，但自從做了放療和化療之後，大腿竟然瘦到都沒什麼肉，關節處的皮骨更是塌了下來！整個人瘦得只剩下四十二到四十三公斤的皮包骨，簡直就像衣索比亞的難民。不久之前，自己還被周遭的朋友或同事喚作「無敵女金剛」或「無敵女超人」，從來都不怕累，即使第一次開完刀後，也至少還有四十七至四十八公斤重——自己從來沒有如此瘦弱過，可見放療和化療殺傷力的可怕！

因為做放療和化療的緣故，皮膚顏色、臉龐、指甲都開始變黑，整個人變得沒什麼元氣，吃也吃不下，一直想吐，這大概是因為打化學針劑的反應吧！現在每每想起過去因為化療所引起的發燒、嘔吐、拉肚子、抽痛、掉髮、口腔黏膜破，喝冷、喝熱、喝酸都不行的日子，那種食不知味、幾乎沒有食慾、全身乏力的虛脫模樣，實在令人不寒而慄。

但是，為了先生跟小孩子，那股不服輸、想要戰勝癌症的念頭又從心底竄起，我明確的告訴自己，

我不要像鄰床的癌症病患一樣等待死亡，我要趕快好起來，漂漂亮亮帶著心愛的家人出門購物、出國旅遊！當下化療所引起的種種不適症狀，無論如何我都要咬牙忍過。所謂「自助，天助，人助」，整整兩個月的治療過程，讓我從害怕、痛苦、絕望，領悟到唯有感恩、接受、坦然面對才能戰勝病魔。記得當時在高雄長庚醫院病房裡，常聽到醫生、護士對我的評價：「鄭梨華是個快樂、勇敢的癌症病患！」

然而好景不常，一個月之後，快樂的癌症病人病情加速惡化！生命不可承受的癌痛，感覺比產婦的陣痛更苦十倍以上，隨著間隔時間的反覆發作，折磨與痛楚一步步地增強。癌痛一旦發作，就巴不得想從地上找個洞鑽進去，即使吃普拿疼都沒用，最後非得速送急診室、吃嗎啡、打止痛劑才能稍稍減退這痛苦的煎熬。粉紅色的嗎啡藥水喝下去之後，沒五分鐘就昏沉沉睡著，但當妳甦醒之後不到一小時，又會開始痛了起來。每日都痛到幾乎跪地求饒，真的無法忍受時，就從屏東叫救護車飛速到高雄長庚醫院掛急診求救（當時放療化療結束曾短暫回屏東住）。

以前任何病痛從未虛弱、痛苦到無法在床上成眠，但自從做了放療和化療後，整個人因為癌痛而羸弱到每晚需要藉助安眠藥才能睡覺。所以那時候的心情很低潮，自覺來日無多，活不了多久了，難免會開始想尋求另類療法來突破。後來因一位朋友的一席話：「治療癌症不能只靠醫院的單一療法，不妨嘗試複方療法，也許還有機會！」也讓我開始到處求祕方——一個人在脆弱的時候，任何好的或壞的訊息都容易聽信，尤其是癌症病人，往往最容易在無可奈何時病急亂投醫……。

從祕方到密醫——急病亂投醫，沒用的！

花了很多錢、走了許多冤枉路，癌痛更嚴重。

記得當時范院長告知做放療、化療五年存活率會有百分之四十左右，生命可說是岌岌可危，但我還是鼓起勇氣問他：「假如沒有做放療、化療，結果會怎樣？」

范醫師答說：「不知道！」

一句多麼簡單扼要的回答，讓我在醫院的診療間當下不知如何是好，那種沉默的相視，似乎告訴我，如果不做，只有等待死亡！就這樣硬著頭皮同時接受放療和化療。

然而，做完放療、化療之後並沒有完全好，主要因為肛門切口復發的腫瘤，雖然從大顆變成較小顆，但並沒有完全消失，使得癌痛益發嚴重，難以忍受！尤其想到癌痛必須長期藉助止痛藥和嗎啡，也不知道要吃到何時才能停止，心情就慌亂到極點。

就算已經接受過所有的正統的手術、放療和化療，卻依舊無法控制病情，在這種無可奈何的情況下，往往最容易病急亂投醫……。當時許多好朋友跟我建議，治療癌症不能只靠單一療法，必須嘗試複方療法，要我不能只依靠醫院的治療，應該要配合另類療法，很多治療好癌症的人都是這樣的。就在此時，太多另類療法的訊息來自各方，所以在八十年十一至十二月期間，我到處看密醫、求神問卜、喝符水……，各種另類療法通通都去嘗試。比如，我小姑是藥師，當時她聽說醫院裡的好多個癌症病友，都去看一位嘉義民雄的中草藥師，聽說吃了幾帖中草藥之後，抗癌效果不錯，還聽說有癌末的病人，吃了兩個禮拜的草藥就好了起來的，於是特地介紹我去試看看；除了特別交待一定要本人去之外，還強調必須帶著醫院開立的所有診斷書過去，千萬不能請親友代拿，聽得我信心大增。

平心而論，很多癌症病人常常會聽到這類的分享：只要聽說吃了會有很大的療效，關心自己的親人或好朋友，都會主動來提供一些「抗癌」妙方或「治癌」人物，可是，**一旦這個祕方或妙方無助於抗癌卻又加重病情時，該怎麼辦？**

記得那個時候剛做完放療、化療，開始經歷癌痛，必須藉助止痛藥和嗎啡才能行動，體力很虛弱，跟本不能走路，而且肛門切口的腫瘤還沒消掉，沒辦法坐著。就在放療結束後沒多久，於八十年十一月底、十二月初左右，我先生攙扶著我，特地前往嘉義民雄找那個所謂的祖傳「名醫」——密醫，到了那邊，他看了我所有的診斷報告，也沒有跟我說什麼，就直接開了一張藥方，讓我到中藥店取藥。你知道嗎？他的那個藥方竟是事先就印好的！他再給我一個地址，要我到他指定的中藥店去取十四天的藥，說這樣才會有效果。結束後我問他診療費怎麼算？他告訴我隨緣，所以我就包了二千元的紅包當作問診費。直到取藥的時候，我著實嚇了好大一跳：沒想到，藥費竟然一天高達八千元，十四天就是十幾萬了！我當時跟對方表示，身上沒有帶那麼多錢，是否可以先買一半——七天的藥量，對方說好，但提醒我一定要再來拿另一半的中藥才會好。

回去以後我也是很認真的服用，但吃了以後卻一直拉肚子，肛門更是痛到極點，吃到第五天時，他還很主動打電話給我，問我服用後的情形怎樣？我說一直拉肚子，很痛苦，他說那是正常的，因為是在排毒的關係！後來我還是傻傻地再去拿第二次的藥，但這次我沒有吃完就丟在一旁，原因是當時我已體會到，如果再吃下去可能癌痛還沒死掉，就會因腸胃消化系統病變而提早向上帝報到——那時我一吃藥就拉肚子，無法止瀉，肛門附近紅腫到痛苦不堪！所以在吃了超過十天的中草藥量後，眼看病情仍毫無起色，完全在看不到任何效果，就毅然將它擱置一旁，暫時不再理會這一種另類療法了。

培養正確的抗癌觀念。很多愛你的人會給意見，你必須做功課，讓自己有能力判斷這些意見合不合理、有沒有根據——愈是關鍵時刻，愈要選擇對自己身體真正有幫助的療法。

記得從八十年五月底第一次開刀開始，我就只知道完全聽從醫生的指示，包括各種聽說可以治癌的中藥、草藥、西藥，都照單全收。比如，有人跟我家人介紹說，核桃根加中草藥，再加雞蛋可以治療癌症；中藥的五寶（每份二至五萬元）可以調理身體；白花蛇舌草和浦公英煮湯加冰糖、人蔘皂甘，以及人蔘泡糙米粉等都有益抗癌，我就試。

全家人，不論夫家或娘家的親友，都協助我調理飲食，每天早上起床後，還得依照各方人士推薦的藥方，按表按時服藥，八點吃一帖，十點吃一帖的……。此外，晚上還得去寺廟神壇祭拜，消除業障還因果；每逢假日，牧師還會到家裡做禮拜、禱告。行程排得比我現在的事業還忙！即使如此用盡了各式另類療法，但病情似乎都沒有什麼起色。

真的！當癌症病人恐慌到手足無措時，就會亂了套，病急亂投醫，花了很多錢、又受了很多苦，卻沒有得到什麼實質療效！

現在回想起來，所謂「病來如山倒，病去如抽絲」，**抗癌真的急不來**，也不是幾帖藥或幾次的飲食調理就能見效的。雖然，現在媒體訊息很發達，各種治療癌症的訊息較二十年前有過之而無不及，即使到現在，透過許多朋友介紹來找我分享的病友，還是有很多人會採用祕方，還是有那麼多人寧願相信一試，這無非是因為戳中了人性的弱點。唉！螻蟻尚且偷生，何況是人。後來我領悟到一個道理，假設真有「祕方」，幾帖藥就這麼有效，直接拿去申請諾貝爾醫學獎不就得了，而且還會光耀門庭，為何還要罩著神祕的面紗？這點是值得花了很多錢、走了許多冤枉路，卻還錯過寶貴黃金治療期的癌症病人和家屬深思的。

所以，這些年來，當患有癌症的朋友打電話來，問我是怎樣治療以及如何走過抗癌路的，我都會跟他（她）們說：「抗癌這條路是一段很痛、很苦、又很長的一條路。在治療過程中一定要有『耐心』，對來路不明的藥尤其必須很謹慎，那些沒有科學根據的祕方療法並不能對病人真正有幫助，有時反而還會加重病情。雖然那是親友好心的建議，但這樣的好心常常反而變成病人的另一種負擔。以我為例，因為病人這個時候的心情極為惶恐不安，亂無章序，就猶如落海的人會隨意抓住任何一根的浮木一樣，心靈的脆弱無助，最容易聽信任何不論是好或是壞的訊息。」

即使要搭配自然或另類療法，你還是要和專業的醫師保持聯絡，讓醫師知道你的想法，定時回診檢查，並詢問醫師的建議。

二十年後，當我走過這一段艱辛的抗癌路，我還是要大聲疾呼，抗癌最好的途徑，還是要經過合格醫師的建議和調藥，這是最安全、又讓人放心的。

夠了！二次開刀做賭注，卻留下一輩子的傷痛

不能再這樣下去，恐怖的手術後遺症讓我決心做個健康抗癌人！

民國八十年五月到十二月，這半年多的時間幾乎把自己整得半死，那種生不如死的痛，沒有經歷過的人是很難體會的。然而，可怕的還不僅於此，經過十一月、十二月，兩個月「尋訪祕方」的另類療法經驗，休養一兩個禮拜之後，我於八十一年一月再次回到高雄長庚醫院看診。我跟范院長討論可否再開第二次刀？因為肛門切口復發的腫瘤又長大了，而且還摸得到，真的很痛苦。他表示可以，但要我先做好心理準備，因為做放療的緣故，我的肛門切口附近的細胞已經纖維化，再次開刀後的傷口是否容易癒合無法評估；此外，傷口也會容易受到感染，這是他很擔心的一點。

在做任何醫療決定時，千萬不要怕被嫌難搞或因為急於做決定就太快下定論，一定要跟你的醫師確認所有你應該知道的細節，不懂得就問清楚，不厭其煩地打破砂鍋問到底——除了有助於做出正確的判斷，多了解病情和治療方針也會讓你感覺到比較安心。

雖然醫生這麼說，但因為放療和化療都沒能解決我的癌痛問題，而接受親朋好友介紹的另類療法，一樣讓我在原地踏步沒有好轉，只換來更多的折騰。在束手無策之下，只好強忍淚水，就像一個不認輸的運動選手，勇敢挑戰生命的極限一樣，決定再次接受手術來賭注生命。俗諺說：烏龜過門檻，一翻兩瞪眼。生與死就看這刀了！「生」，開刀的傷口會因放射與化療影響而一輩子無法癒合；「死」，就沒有我這個人了！

那年的一月下旬是農曆過年，所以我就選在過完農曆年，也就是八十一年的二月進行可能是此生最後的一次手術。幸好第二次開刀還算順利，只住院一週就回家了，但因為是「開放式的傷口」，所以著實令人痛不欲生。由於第一次開刀我已拿掉三分之一的肛門臀部，第二次開刀又拿掉二分之一的肛門臀部，這大範圍的手術是無法用縫針縫合的，只能靠自然的癒合方式，讓傷口從旁邊慢慢復原。

我清晰記得，民國七十九年因腦部良性血管腫瘤，在太陽穴附近開刀，傷口從左邊耳朵開到右邊耳朵繞了一大圈，已經是夠恐怖的痛了，但是那一次還沒有像這次開刀那麼疼，我媽媽來看我時都嚇得哭不出來！

我先生、媽媽、妹妹、弟媳都輪流來照顧，但主要是弟媳，因為妹妹當時懷孕快生產了。出院之後，我決定先搬到高雄妹妹的家住，就近由娘家親人照護。那時有好久一陣子，我都無法坐在沙發上，只能趴著；如果是在車上，則要用游泳圈先墊著再坐——不僅行動非常不便，更是要咬牙忍痛過日子，這就是「開放性傷口」的副作用。除此之外，傷口每天要做兩次的清洗，以免受到感染，抹藥之前須先用三大枝棉花棒同時擦上麻醉藥膏，傷口才不會觸痛。記得弟媳當時為了讓我更清楚傷口面積的大小，有次抹藥完後，開玩笑地用室內脫鞋做比喻，說手術傷口就像脫鞋那麼大！

「開放式傷口」造成皮開肉綻的苦不堪言，還不僅於此。因為二次開刀導致會陰處破裂，尿尿的地方都破皮了，所以每次上洗手間時都痛到無法承受，因而不敢上太多小號，可是有時候口渴，又不能不喝水，主治醫師告訴我這是很正常的過程，只是當時沒完全講清楚再次手術會有這方面的困擾罷了。最後，在長庚醫護人員的指導下，每次回醫院看門診時，我會先在家裡上完小號；過程中為了減輕疼痛，我會一邊上小號，一邊咬緊牙關用蓮蓬頭沖洗會陰處傷口，上完廁所趕緊抹上藥膏再出門，到醫院之後就不方便，也不敢上廁所了。這種皮肉之苦引發生活上、工作上的不便，真是令人沒齒難忘！

值得一提的是，第二次開刀，我的傷口直到一至二年後才漸漸不痛，更要命的是，這傷口一直到現在都還有一個小小的凹洞，並沒有完全癒合，肛門附近雖然有疤痕，但已沒有什麼肉了，以致於至今都不能久坐，二十年來都是如此。現在每次我上廁所，小號前都要先鋪上一塊沙布，因為它會有一些分泌物（組織液），從不完全癒合的傷口流出來，到現在都是這樣，沒辦法！

放療、化療，以及二次開刀的後遺症，真的是一輩子的傷痛，永難抹滅！到現在為止，有整整大半年的時間，我的身體仍因為當初放射治療所留下的後遺症，使得從背部到脊椎尾端屁股的「尾冬骨」（尾椎骨）這一片，每年時間到了就會痛。只要我的免疫力下降，較勞累或沒力氣的時候，這邊就會疼痛，但從外表別人是看不出來的。同時，只要我感覺比較疲累，就會長出紅紅一片的泡疹，之後就會演變成水泡，很痛！因為泡疹是會痛到神經的。平常人只要長泡疹就哀哀叫，需要施打抗生素，還要抹藥才會好，我自己則是擦點藥膏，就讓它慢慢自癒，大概要五到七天才會好。這樣不斷反覆疼痛的頻率，二十年來，真是寒天飲冰水，冷暖自知。

後來因為個性上的關係，**我漸漸學會藉著看小說、漫畫或笑話故事來讓自己的心情放鬆**，減輕癌痛帶來的折騰和煎熬。也因為這個緣故，在另類療法的那段時間，以及再回到高雄長庚看診，準備進行第二次開刀的前後，我開始嘗試看一些如何治療癌症，可以讓自己好起來的書，雖然那時可供參閱的書不多，但仍有兩本書對我的影響很大：

鄭姐的抗癌小叮嚀 No.8

得癌症已經很痛苦了，拜託，多愛自己一點吧！讓自己多休息、讓自己變快樂、讓自己放鬆，也別忘了尋找在正規醫療下，其他可以輔助自己更健康、讓自己過得舒服、累積更多能量、增強免疫力的調養方式——身體是自己的，你自己不關心，再多的人也不一定幫得上忙。

第一本就是李豐博士（本身是淋巴癌的病友，也是台大醫師）寫的抗癌相關經歷，寫她怎樣病發、怎樣醫治、怎樣復發、以及怎樣走出經歷過癌症傷痛的心路過程。這本書影響我最深的是她的治療方式，她除了做傳統手術、放療、化療之外，最重要的是她還進行一種免疫療法，讓自己的自體免疫力提升，發揮身體自癒的能力。在書中她也提到一種日本開發出的SOD-like抗氧化健康食品，用這些複方療法，漸漸讓自己的病情穩定下來，精神體力也慢慢恢復。

第二本書則是日本森下敬一醫學博士寫的《癌症的治療與預防》，也是談到有關於飲食與自然療法來提升免疫力概念。這對一個身陷癌痛暴風雨當中，奄奄一息又對癌症治療一知半解的我而言，無疑是在黑暗中指引了一條光明的希望之路。爾後我也會在慢慢尋找、蒐集這類資訊的過程中，漸漸明白何謂「輔助療法」的重要性，終於引領我找到生命中的貴人。

所以，當時李豐博士等人的抗癌經驗談，對我深具啟示，我真誠的感謝他們。

山窮水盡——遇見生命中的貴人

留日表親轉介李金旆先生和陳明豐醫學博士。

八十一年二月第二次開刀雖然還算順利，但因為癌症已進入末期階段，存活率究竟有多高？是否還會再復發甚至轉移？連醫師也沒有把握說清楚了。後來，在藉助書籍撫慰心靈的同時，看到李豐博士分享治療癌症的輔助療法，又無意間發現日本有較先進治癌技術的訊息值得一試，便興起赴日就醫的念頭。於是我鼓起了極大的勇氣與家人商量，決定到日本就醫，不願放棄任何一絲可以治療的機會，為即將走到盡頭的生命做最後的掙扎。

打定主意之後，八十一年三月我就開始積極想辦法跟一位留學日本的同鄉表親——廖三鎮聯繫，希望他可以幫忙安排到日本就醫的醫療行程和醫師轉介，並告知台灣的正統醫療已盡全力，自己是在無可奈何的情況下才做此決定。

表哥也很幫忙，他要求我將所有在長庚醫院的診斷書內容、X光片等全部的病歷資料都寄給他，並轉交給一些醫師過目，不過事情並未如此順利，後來他撥電話婉轉告知，日本醫生其實並不太建議我遠渡東洋去就醫，理由如下：

第一、我的病情太嚴重了，連日本醫師也沒有什麼把握。

第二、因為日本當時的醫療制度規定，家屬是不允許在醫院陪伴的。

第三、我的日文不通，日本的醫護人員則是不懂英文，如此一來容易雞同鴨講，這樣的醫療品質恐怕會大打折扣。

經表哥多方的聯繫與探訪後，最終他勸我打消念頭，因為語言不通加上思念親人兩大因素，可能會讓我病情加速惡化，提早邁入死亡之路。就在日本醫師要表哥轉達**慎重考慮醫療環境的現實問題**下，我決定不去日本治療了；但很有意思的是，日本的醫師卻順便向表哥介紹諸如SOD-like等營養保健食品，建議可做為醫療輔助之用，要我嘗試看看（陳明豐醫師註：SOD是一種酵素，中文名稱叫「超氧陰離子歧化酵素」它可以將超氧陰離子轉換為二氧化氫，但由於是大分子蛋白質，會被胃液裡頭的蛋白質分解酵素破壞，所以口服效果不佳，而靜脈注射又因半衰期太短，很快由尿液排出，所以效果有限。這裡所說的SOD是指，具類似SOD作用的天然食品小分子成分，為高劑量抗氧化劑，用以清除自由基，它們不是酵素，所以可以經胃腸吸收而不被破壞）。

老天爺保佑，剛好廖三鎮兄長的一位留日友人李金旆先生，隔一個禮拜正巧要返國，便請託李先生回台時順路來探望我，並請他轉達那究竟是什麼樣的保健食品。一週後，李金旆先生果然打電話給我並約了時間見面，而他最後也在我癌症漸漸康復後，成為我生命中事業轉折最重要的第一位貴人。

李先生因有家族事業橫跨日台兩地，已在日本長居十年之久，並在日本完成大學學業，認識的人脈更廣。蒼天有眼，為人和善具有俠義感的李先生，在我詳談自己的病情及預後狀況後，他也深以為憂，於是特別為我介紹了即將學成返台的另一位留日友人——陳明豐醫學博士（註：陳博士回國是準備返回當時的高雄醫學院擔任核醫科主治醫師，但他在尚未報到前就開始幫我診斷醫治。陳博士後來長期擔任秀傳紀念醫院，腫瘤中心及醫學研究副院長兼中西整合醫學科主任，目前是義大醫院輔助暨整合醫學中心主任，兼一般內科及消化器內科主治醫師）。八十一年四月陳明豐博士一返台，家裡都尚未整頓好，李先生便迫不及待的帶著我去拜訪他。

這是自從我發現罹患癌症到病情急轉直下，經過一系列慘不忍睹的治療過程，千磨萬折後，終於出現峰迴路轉的醫療契機。

柳暗花明——救命的中西醫整合療法

終於讓我找到重建生命的希望，癌症並非不歸路。

這麼多年來，我永遠記得陳明豐醫師為我解說，要治好癌症必須藉助**「祛邪扶正」**這種中西醫整合療法的新概念。陳明豐醫師引喻中醫的「扶正祛邪」原理（註：指中醫的治則與治法。各種疾病的本質都是有正邪相爭、陰陽消長的變化，因此「扶正祛邪」即為治療的總原則，在此總則的指導下所採取的益氣、滋陰、養血、補陽等方法，就是扶正的具體方法；而發汗、湧吐、攻下、清解等方法，就是祛邪的具體方法），導引並運用在癌症的治療上。他表示，所謂「祛邪」，即是用傳統的醫療方式，包括手術、放療、化療將癌細胞割除、殺死或抑制（把大的病灶拿掉），稱為「祛邪」，這是西醫之道。陳醫師當時在日本攻讀博士學位時，對癌症如何治療投入相當多的心力，他指出，癌症病患身體上的惡性腫瘤，如果能不經治療就可以自行消失，那幾乎是奇蹟！這種奇蹟也許不是沒有，比如有些病患透過「自然療法」（不藥療法），經由提升病患的「自然療能」（抵抗力）驅除病灶於體外，但這種療法，其實很冒險，缺乏普遍的實證醫學做根據。所以百分之九十以上的惡性腫瘤都必須靠正統醫療的「祛邪」——開刀、放療、化療、栓塞、標靶治療、抗癌藥劑……等方式來克服。之後就要靠改善病人的抗病能力——稱為「扶正」，讓病患自己的正常細胞活化、強壯，亦即提升人體的免疫力，將癌細胞抑制或弱化，使其無法在我們身體裡面作怪。

「祛邪」與「扶正」兩者同時並進，對癌症治療開啟了一扇新的窗口……。

事實上，這些年來，生物醫藥科技發展一日千里，癌症已非絕症，治療癌症的輔助療法日新月異，包括飲食療法、免疫療法、心靈療法等，二十年來確實救治不少癌症病友，我就是其中之一——這是後話，當我自己病體康復後，也終於體認到必須先祛邪，然後扶正，這時的中醫調理或健康食品輔助才有效，大抵上沒有那一種中草藥方或健康食品，可以把惡性腫瘤給完全消滅掉的。如果有，早就可以申請諾貝爾醫學獎了，不是嗎？所以治療癌症必須靠複方療法或所謂的雞尾酒療法，不能只靠傳統醫療的「祛邪」，也不能只憑恃「扶正」而不做「祛邪」的前置治療，兩者必須相輔相成，才能功底於成。

中醫「扶正祛邪」意旨：除去外邪的干擾並加強身體本身的修復能力

邪正的盛衰變化，對於疾病的發生及其變化，都有重要的影響。疾病的發生與發展是正氣與邪氣抗衡的過程：正氣充沛，則人體有抗病能力，疾病就會減少；若正氣不足，疾病就會發生。因此，治療的關鍵就是要改變人體正邪雙方力量的對比——扶助正氣，祛除邪氣，使疾病向痊癒的方向轉化。

所謂「扶正」：意即使用扶正的藥物或其他方法，以增強自身抗病能力，達到戰勝疾病、恢復健康的目的；適用於正氣虛為主的疾病，臨床上根據不同的病情，有益氣、養血、滋陰、補陽等不同方法。

所謂「祛邪」：就是祛除體內的邪氣，達到邪去正復的目的；適用於邪氣為主的疾病，臨床上根據不同的病情，有發表、攻下、清解、消導等不同方法。

——以上由陳明豐醫學博士註解

陳明豐醫師的「中西醫整合療法」當然不是只有「祛邪扶正」這麼簡單的概念涵括而已。然而，當時聽完陳醫師為癌症治療的新解，感覺跟之前閱讀李豐博士和森下敬一博士寫的書前後呼應，而且更加簡潔扼要，因此給了我對癌症治療新穎又深刻的指引與方向，頓時讓我重新燃起抗癌的強烈信心。

所以，陳醫師不僅是我當年對抗癌症瀕臨絕境、不知何去何從時的及時雨，也是我最好的心理醫師。記得陳醫師八十一年四月剛回國，八月才要到高醫報到，當時那段空檔時間他並不幫人看診，一有空就在做研究。我算是命大福大，因為李金旆先生的再三囑託，所以才有機會在陳醫師一回國後，就開始到他府上做診治。診療每週一次，陳醫師很細心、耐心的跟我分析解說，而且有問必答，每次幾乎都可聊上一個小時，就像是我的專屬醫生一樣。

記得那時剛開完刀，我的開放式傷口正痛得發愁，不知何時才能癒合，陳醫師妙手為我針灸幾個月之後，大大減輕了我的疼痛，進而讓我的生活作息慢慢恢復正常——這正如吃下一顆定心丸，讓我得以開始繼續工作賺錢。此外，因為先前做放射療法，身體下半部的神經叢已經漸漸纖維化，所以那時我的雙腳酸、痲、痛得很嚴重，都不太能走路，必須藉助吃止痛藥才能緩解，陳醫師勸戒我不要再吃止痛藥，透過他從日本學回來的針灸醫術，讓我的雙腳不適症狀好轉得比預期中快速許多，也終於不用再以走路為苦。

得癌症的人——尤其是還開過刀、做過放射線治療或化療者——通常都會體力大傷，消化系統嚴重受損，所以改善腸胃、提高營養的吸收力，是恢復身體機能的重要先決條件。

更深一層的治療是要提升癌症患者的抗病能力，陳醫師一針見血指出，**並不是只有吃中藥就會好，還要配合相關的治療、專家的指導與病體的調養等多管齊下**，才能夠克竟全功。其中，讓患者吃中藥的最終目的就是腸胃治療，因為脾胃就是你的本錢。當時，陳醫師先用中藥幫我調理脾胃，他說我經過一系列的開刀、放療、化療等重大積極性的治療後，體力大量透支，消化系統已嚴重受損，如果沒有調理好脾胃，就是吃再多的仙丹妙藥也如同泥牛入海，無影無蹤，是無法奏效的。中醫有言，「有胃則生，無胃則死」。脾胃腸道等消化系統調理好了，吃進去的食物才好消化吸收，有了好的食物消化吸收力，體力才會慢慢恢復，免疫、自癒能力才會漸漸提升。

最關鍵的部分，是陳醫師之後跟我介紹了當時日本剛剛研發上市不久的抗癌藥物，叫做雲芝多糖（註：不是食品級，而是藥品級），由日本吳羽製藥出產，第一三共製藥販售。它是由雲芝所萃取的多醣，與傳統抗癌藥物多為化學製藥截然不同的是，它並不是直接對抗癌症，而是提升病人的自然殺手細胞去殺死癌細胞。臨床研究報告顯示，雲芝多糖的合併服用，可以改善消化道癌症患者接受化療時的副作用，提升免疫功能，效果顯著。只是藥費昂貴，不是一般人吃得起，我還記得一盒有一百零五包，每天三餐飯後各一包，一盒吃三十五天，要價很貴二萬八千元台幣，那是病情還不至於很嚴重者吃的份量，而我因為是接近末期癌症病人，三十五天份的雲芝多糖，當時我自動加倍吃兩盒，所以當時每個月單單吃藥（包含中藥，當時還沒有健保）就要好幾萬塊，如果沒有一定的經濟基礎，我真不知道當時抗癌能支撐多久?所以待病情漸漸穩定之後，才慢慢減少藥量。

你是生病的人，所以你比一般時候更需要「吃好的」——你該吃食物（注意：不是食品，而是食物），而且是好食物——少吃肉、少加工、少刺激、少糖；多纖維、多蔬果、多新鮮果汁。

陳醫師幫我診斷醫治了幾次之後，便為我擬訂了一連串的長期治療計畫，這個長期治療計畫讓我重新點燃了生命的希望，這個計畫包括：

1藥物治療：以中藥調理整個身體的元氣，再加上服用提升免疫力的雲芝多糖（簡稱ＰＳＫ）及抗氧化劑（註：含大豆發酵物與茶多酚）。抗氧化劑具類似ＳＯＤ酵素的作用，可去除血液中的活性酸素，促進血液循環，讓傷口加速癒合，預防其他併發症，同時也配合服用萃取自魚眼窩的魚油ＤＨＡ（註：ω－３多元不飽和脂肪酸），來調整體內ω－３及ω－６不飽和脂肪酸的平衡，以抑制癌細胞轉移與復發。這讓我想起過去病急亂投醫的那段期間，有如無頭蒼蠅一樣，親友介紹什麼，就嘗試吃什麼，不僅耗時費錢，更重要的是延遲了治療的黃金時間。坊間所流傳的抗癌祕方並不一定都非常的有效，只是都被以訛傳訛神奇化罷了！真正具有抗癌效用的治癌藥方必須是複方，且須經過臨床證明或科學驗證，才是可靠的。

2飲食習慣的改變：除了藥物的控制外，徹底改變自己的飲食習慣更是一項重要工程。身為業務人員的我們，為了把握拜訪時間，三餐大都是匆匆在外解決飲食問題，時而以速食裹腹，時而上餐館飽食一頓，所以常有營養不均衡的現象發生。再者精緻的飲食往往添加了很多防腐劑、人工色素等化學物品，容易產生現代文明病，所以平時就得注意飲食習慣，少吃肉類，因為吃太多肉類會在體內形成化學變化產生胺基酸，是對身體有害的物質。陳醫師建議我將平日食用的白米飯改為糙米飯，而且每日要吃一盤深色青菜，如：蘆筍、綠花椰菜、大胡瓜等。水果方面則盡可能多吃柑橘類，多喝新鮮果汁，禁止飲用咖啡、酒類、汽水等刺激性飲料。此外，糖製食品也是禁忌的食物，因為癌細胞吸收糖分的能力是一般細胞的七十倍。

3紓解生活壓力：現代人由於長期累積的壓力，在無從紓解的情況下，脾氣變得愈來愈暴躁，常有失眠、記憶力減退等等的症狀發生。陳醫師建議我不要讓自己太累，當生理機能產生疲憊現象時就容易生病。現代的文明病就是因為有太多的壓力所造成，例如：情感壓力（外遇、失戀……）、工作壓力（同儕間排擠、待遇、升遷……）、家庭壓力（子女教育、婆媳不合、婚姻暴力……）等各式各樣的壓力，若不適時的紓解，便會讓癌細胞有機可趁的侵略我們。

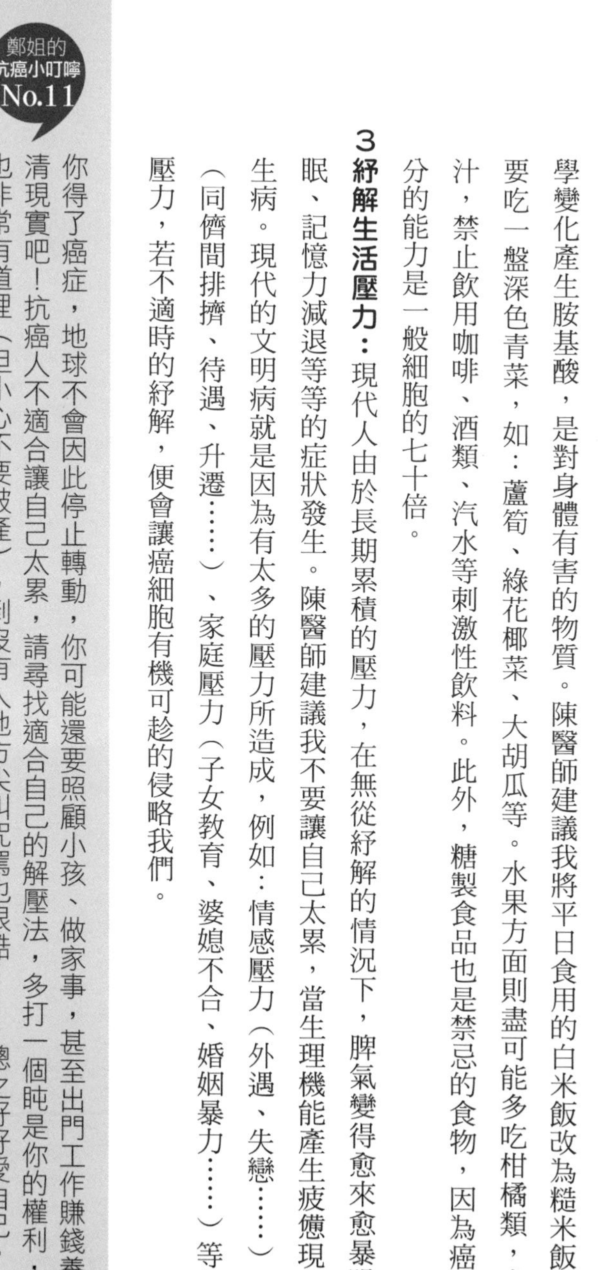

鄭姐的抗癌小叮嚀 No.11

你得了癌症，地球不會因此停止轉動，你可能還要照顧小孩、做家事，甚至出門工作賺錢養家，但認清現實吧！抗癌人不適合讓自己太累，請尋找適合自己的解壓法，多打一個盹是你的權利，Shopping也非常有道理（但小心不要破產），到沒有人地方尖叫咒罵也很酷……，總之好好愛自己。

如今回頭再細想，當年抱著赴日就醫的最後一線希望雖然無法成行，但老天爺並未放棄我，反而讓我遇到更棒的良醫。正逢開完第二次刀，實在不知如何往下治療的關鍵時刻，我生命中的貴人如此剛巧出現了。陳明豐醫師真的是我生命重建的一大救命恩人！真誠感謝他的心靈開導與再造之恩。

另一個貴人

好的治療計畫還不夠，配合長期的追蹤檢查很重要！

再好的治療都要配合持續的追蹤檢查才會更有保障，兩者前後呼應很重要。因為這兩者搭配得好，可以讓自己更清楚掌握自己的病程與病況，也才可以進一步做更好的治療。

高雄長庚醫院的（放射）腫瘤科在做完放療後，都會主動追蹤病人，定期安排病患回診，並幫我們排好時間追蹤檢查。我記得從民國八十年九月十一日做到十一月四日，近兩個月的時間才完成放射療法，原來幫我看診的那位醫師，因為被調回林口長庚總院服務，所以之後的檢查、回診，都轉由王重榮醫師負責診斷。

當我歷經一連串的癌痛、尋訪密醫再回到長庚的一系列檢查，確認癌症病情不但沒有減緩，反而更加嚴重之際，最大的幸運就是在這過程當中，王重榮醫師的詳細解說，讓我了解直腸癌第三期合併淋巴轉移並進入末期的階段，其病況與症狀該如何緩解。他雖然是放射腫瘤科醫師，卻幫病人做到心理輔導和諮商，講話輕聲細語，而且不厭其煩，很能**站在病人的立場設想**。這樣能體會病人的苦痛和煎熬的醫師，對當時身陷癌痛的我來說，有如大雨降甘霖一般的溫暖和舒心。

別忘了定期追蹤檢查，掌握自己的病況。

我覺得王重榮醫師影響我很大的是，讓我清楚明瞭：原來癌症的各項檢查，不是那麼靜悄悄、無聲無息的。

高雄長庚醫院的放射腫瘤科醫師，除了幫病患安排各種必要的檢查、放射治療之外，還會與病友做面對面的溝通與診斷——我所指的並非王醫師跟我做心理上的輔導和對談，而是指當一個病人心裡存疑時，比如：當下的狀況到底如何？我還需要再做什麼樣的檢查，可以讓自己更清楚身體的病況？因為，**病人若愈主動積極想了解自己的疑問或問題，就愈容易做後續的一些調養處置**。王醫師真的很有耐心，他總是循循善誘說，好，我幫你這樣、那樣的檢查與診斷；或者你懷疑什麼，他也可以再幫你安排另一個項目的檢查，直到你完全釋疑、釋懷為止。他真的不像我們在二十年前刻板印象中的醫生，很自我，醫生怎麼說，你就要怎樣配合治療，剩下的不要去胡亂搭腔！

就像現在很多人都說，百分之八十五癌症末期病人，都不知道他得到的是末期，其實這樣的病人會走得很不安心！那時候，王醫師幾乎是一五一十的跟我分析自己的病況已接近末期，也讓我知道未來的狀況會怎樣演變，並在適當時機為我加油打氣。也因為只要不懂，我就會不斷的追問，他也會很細心的回答，甚至還常常講到一些出乎我意料之收穫的資訊。這就是說，有時醫生也可以配合我們，讓自己心裡的恐懼和疑惑減輕到最少。

我還記得，就如八十年年底看完密醫之後，癌痛一直反覆發作，所以當肛門切口附近的尾椎骨頭突如其來地疼痛起來時，這異狀讓我再次受到了驚嚇，深怕癌細胞是否已轉移到骨頭？我也將這個問題告訴王醫師——因為只要我覺得有任何問題，他都會在適當判斷下，主動幫我安排各項檢查。在一系列的檢查做完後，他的一句話：「ＯＫ！妳這個不是轉移，現在最重要的是繼續把直腸這個部分治療好最要緊。」頓時讓我大大鬆了一口氣！所以，當自己有疑問時，要先做檢查，確認沒有問題了，心安了，就知道當下自己該做怎樣的準備，要做怎樣的努力，才不致病急又慌亂投醫。

到後來，我就不再去看大腸直腸外科了，只到放射科做例行的檢查，所以我就一直到王重榮醫師那兒做回診。現在回頭想想，王醫師那種對待病人的態度跟方法，真的讓我很安心，又很放心；而安心跟放心就是在整個治療過程中，主導我跟醫師如何互動的最大動力，因為王醫師讓你有知的權利，讓你可以跟醫師平起平坐地一起討論整個療程。除了說明很清楚之外，他會讓你知道預後可以做的下一步處置，以及做最好的準備。

之後因為認識陳明豐醫師，治療的成效有了明顯的轉變，王醫師看我的狀況漸漸穩定，都會問我，「現在都在吃什麼？妳還有在做什麼其他的治療嗎？有沒有……？」或是「鄭小姐，你現在還有吃什麼樣的東西？我覺得妳氣色愈來愈好喔！繼續加油。」他總是非常主動的詢問並關心我的預後狀況，我也會一五一十的告訴他。

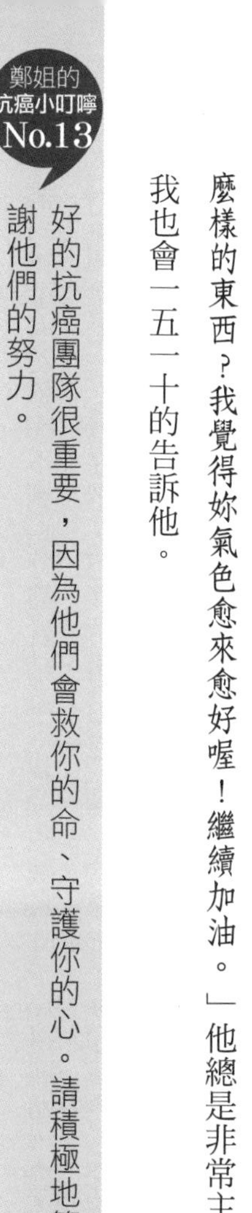

好的抗癌團隊很重要，因為他們會救你的命、守護你的心。請積極地籌組自己的團隊，當然別忘了謝謝他們的努力。

其實，我在長庚碰到不少貴人幫助，除了王重榮醫師之外，還包括肝膽腸胃科病房的張燦華護士，在我癌痛咬牙難忍時，有如救火隊一般的，常常在適當時機拿著嗎啡救我於燃眉之時；回診掛號的小琪，總是在我臨時癌痛或有特殊狀況時，火速電話通知看診時間（註：高雄長庚有開放電話，可事先預約掛號，通知幾點到就可直接進診療室，曾經看過許多癌症病友已經都很痛苦了，卻還須受等候排隊之疲累，甚至癌痛得很沒尊嚴）省去等候之苦；第二次開刀的開放性傷口，疼痛異於先前的幾次治療，長庚直肛科病房的護理人員周秀玲，在我出院後，都會利用下班時間，抽空親自到我妹妹家來幫我敷藥，甚至教我弟媳如何敷藥，讓我能減輕疼痛……她們真的是一群古道熱腸的白衣天使，這些插曲、這些畫面，我永難忘懷，銘感於心，真誠感謝您們。

治療癌症——「良醫」比「名醫」更重要！

良醫的仁心仁術，有助於病人的心理建設。

在這裡有一段插曲值得回顧：在高雄長庚醫院長達將近十個月的治療過程中，讓我深深感覺到，治療癌症找到「良醫」比「名醫」更重要。有時候，一位頗具聲望的名醫，反而更有可能因為名醫的名聲，導致有太多的病人等候排隊看診，因此，問診治療的品質不無可能被打折扣！

那是我在長庚治療的後期了，有一次我在公司開業務會議，快結束時，肚子突然痛得不得了，我趕快請人幫我掛范院長的診，到達醫院時依然腹痛難受，但我卻在門診外面足足等了兩個小時，好不容易輪到我了，看診卻不到兩分鐘就結束！我問范院長肚子痛得要命，會不會怎樣？要不要做什麼檢查？他只說開藥吃一吃就好了，但深怕再復發或轉移的陰影不斷籠罩內心深處，想藉此回診機會再做個檢查求安心，因此我鼓起勇氣慌忙地問有沒有可能再復發？他只回說沒事了啦！沒讓我多問一下，語氣頗為威權。心裡雖涼了半截，但我還是再追問要不要做什麼處理？他說不用了！可是我真的很不舒服啊！

從此以後，我就對這樣的「名醫」打了個問號，深深覺得：**癌症重病患者是很需要有耐心、愛心的醫師來講解病情，進而解開病人心中許多的疑問和恐慌的**。或許當時范院長的門診量太大了，一個人必須將所有的病人都診療完畢，因此也實在無法給予每一位病人太多的時間。

這是我的切身感受，如果一個醫生無法以「同理心」的態度對待重症病人，對癌症病友而言，無疑是難以承受之重。其實醫生的一句話，深深影響著一個病人的情緒，而且適當情境的安慰與關心，比打十支針更有安定病人心情的效果，尤其癌症病人在發病的前兩三年，最怕復發和轉移的陰霾了。

鄭姐的抗癌小叮嚀 No.14

找好醫師的重點之一，觀察他對待患者的態度——有沒有耐心、會不會詳細跟你分析病情以及採用的療法……。

自從這一次的經驗之後，我深深覺得找「良醫」比「名醫」更重要！一直到我遇見了陳明豐和王重榮兩位醫師之後，我更加確定癌症病人後續的長期治療，一定要找像陳醫師和王醫師這樣的良醫，如此，你的治療才會更有希望。

之後聽從友人的建議，從八十二年開始，我就特地到台北的和信醫院（註：癌症治療中心）複診檢查做雙重確認，幸好沒有再復發跡象，才真的放下心來。自此，往後的治療與診斷，除了固定到長庚找王崇榮醫師做例行性的抽血檢外，看診就都是直接找陳明豐醫師，他是重建我第二階段生命的主治醫師。

為什麼我會認為陳明豐和王重榮位醫師是良醫？除了對症下藥以及安撫病人的情緒之外，我覺得他們都會主動跟我談疾病本身的知識、病情演變、治療上的利弊得失……，更重要的是，對病人的疑問或擔憂，都能知無不言，猶如師者「傳道、授業、解惑」一般的熱忱和敬業。

陳醫師說**癌症病人都是被嚇死的、餓死的、毒死的**，因為都吃不下，吸收不好，所以吃再好的天仙藥丹下去，效果都不好。也因為這樣，他很用心讓我知道這個治療原理，幫我的脾胃、腸道調整得很好。再者，他每次幫我看診的時間都很充分，慢慢地為我解釋、分析病情，從癌症的形成，多小到多大，為什麼會得癌症……等，真的十分有耐心！此外，經過癌痛、放療、化療長時間折磨的我，當我睡不著覺陷入失眠之苦的時候，他會開安眠藥給我吃，並調理適當的中藥讓我服用，我問說：「安眠藥吃一段時間後會不會上癮？」他要我不用擔心，它可以吃一天停一天，也可以做很好的代謝，不會傷害身體其他的器官；就這樣用循序漸進的方式，讓我終於得以甩掉失眠的噩夢。

陳醫師的太太人也很好，還問我：「鄭小姐，妳有什麼宗教的信仰？人有了信仰就可以讓妳的心靈調整、沉澱，情緒較容易穩定，甚至可以放鬆、紓解壓力。」他們一家人都是好人，所以我覺得，陳醫師不只是名醫，更不愧是一個很好的良醫。

必要時，尋求你的救世主，管祂是耶穌、佛陀、阿拉、菩薩，還是你天國或西方淨土的家人……，只要是能讓你找到平靜的心靈支柱，都行。

陳明豐醫師也曾跟我分析：放療、化療一起做，是非常辛苦的一個治療。比方說，第二次開完刀以後，原本以為自己的生命所剩不多了，身體的抵抗力更加不如第一次開刀後，如果再繼續接受化療，究竟能否撐得過再一次的折騰？心裡實在毫無把握。尤其化療過程中那種掉髮、嘴巴破皮、食慾不佳、抵抗力直線下降等等全身的不適，生活品質大大降低的景象（當時已改用口服化療，我也都擱在旁邊不想再服用了），更是讓人心生畏懼！這樣的情況讓我一度猶豫、踟躕再三，不知如何是好，幸好遇上陳醫師，使我不必再受那種刻骨銘心的磨難。很重要的一點是因為心安：當生命走到了這個處境，找到一個很好的醫生，可以很清楚解答你心中的疑惑和恐懼，心就會安定下來，整個人也會比較輕鬆；心安就不會產生自由基、心安病症就好了一大半——真的！讓自己放心，癌細胞也就跟著不活躍了。

陳醫師一直給我一個概念，像我這樣的癌症重病患者，醫生的治療只占百分之五十的功勞，病患自己也有百分之五十的影響力，所以病人自己也一定要很有信心、很努力地對抗癌症，這樣的醫療效果才會相加相乘，這是他給我一個很好的概念。比如，一個人每天都會面對很多的壓力，這些壓力來自於哪裡？你的家庭、你的工作、同儕之間，朋友之間，都有很多的壓力，要如何去釋放，就得靠你自己了，這就是陳醫師給我抗癌很大的一個鼓勵和啟發。

記得，除了醫師和專業醫療的協助，你才是真正能救自己一命的那個關鍵人物——讓自己快樂，給自己希望，樂觀堅持是抗癌人的勝利女神。

那段期間還有一點影響我較大的是，陳醫師和王醫師他們都覺得我的個性很樂觀，說我看起來不太像是一個癌症病人，這是抗癌很重要的一個無形力量，並要我持續下去，相信最後一定可以戰勝癌症。後續有很多需要再治療、再檢查、再看門診的追蹤治療，我都是直接找這兩位醫師，之所以能這樣放心，全是因為我自認為是把自己交到一個專業獨到且具有仁心仁德的醫師身上。陳明豐醫師體認西醫的治療不足以診治癌症這樣的疑難雜症，所以就再跨足中醫領域，進而融會貫通成為中西整合醫學的翹楚，這是他的獨到之處；也因為他懂得利用中醫這種老祖宗的智慧，幫助病人「扶正」，再加上西醫的基礎，為病人診斷、用藥把關，才能真正見證了「中西醫整合療法」的神效。

就是因為鑽研「中西醫整合療法」，對於治療癌症這個浩大工程，陳醫師深知西醫這個領域有一個非常重要的工作，就是複檢（recheck），比如現在的病情到底如何？治療到什麼程度了？這個部分就必須靠西醫的儀器來檢查，那也是很關鍵的一環，無法由中醫來取代。再者，有些疾病的症狀，也是要靠西藥來緩解，諸如疼痛、失眠、發炎……，這些都是在診治期間，他教導了我很多的醫療觀念。正巧，我在長庚放射療法結束後沒多久，就換由王重榮醫師做診療，他的檢查、診斷過程、對待病人的方式，以及對待我的模式，都讓我覺得非常放心和寬心。這兩位醫師的互相配合下，一步一腳印，終於，讓我這個癌症末期的病人，慢慢重見生命的曙光和希望。

Part2

命運的詛咒？
出軌的婚姻令人痛上加痛！

我還在跟癌症奮戰，但老公竟然在這時候倒戈背叛，有了外遇的對象，婆家不但不體諒，還幫著老公說話……為什麼是我遇到這樣的事？

這一切，曾經讓我萬念俱灰，難過到想跳海自殺，但是人生不只有狂風暴雨，我的生命因為一些人而有了改變和救贖，那是我的家人、我的朋友，以及我的同事和工作……

面臨人生另一個沉重的打擊

艱困的抗癌過程，老公竟然外遇，還不到半年的時間啊！

我出生在距離雲林西螺鎮五到六公里的村莊上，農家子弟出身的我，做事勤奮踏實。二十歲出頭就跟先生結婚，婚後住在屏東靠近三地門的鹽埔鄉，公公是閩南人，婆婆是客家人，公公和先生都是警察出身。我們兩個來自不同家庭背景，生活在一起已磨合不易，又跟公婆、小姑住在一起，傳統的婆媳、姑嫂問題不曾間斷過。

記得陳明豐醫師曾經跟我說過，我最後之所以能夠抗癌成功，其中一個功不可沒的重要原因是：背後有一個很強的支持系統。這句話聽起來其實有幾分的諷刺和矛盾，因為陳醫師並不是很全然地了解我的婚姻狀況，如果說我真的有所謂「一個很強的支持系統」的話，那絕不是我夫家的支持力量，而是來自娘家——尤其是親妹妹全力投入與無怨無悔的支持；另外，就是工作伙伴們在事業上的相挺，及其伴隨而來的穩定收入做後盾。

如果沒有這兩個支持系統有如鳥之雙翼般的護持，我可能無法把握寶貴的黃金治療期，幸運地渡過危機，甚至早就可能因為先生的出軌及夫家的不體諒而不在人世了。

一般人生病時，都會**期待另一半的呵護與照顧**，何況是罹患癌症重病的人，當然會更渴望另一半的付出與疼惜，但是我的抗癌歷程正好顛倒，反而是我一直替先生著想。一開始，先生也曾利用工作之餘，偶爾陪我到醫院看診，用心不在話下，然而，儘管他內心是真的很擔心我的狀況，但是久病床前無「真情」，先生在我罹癌半年後（民國八十年底前後）就背叛了我，偷偷的另尋感情的慰藉。那時，正是我癌痛最嚴重、最難受的期間，沒多久我又進行恐怖的二次開刀，自覺生命即將走到盡頭。在抗癌已無暇之際，又再添增人生另一個沉重的打擊，可想而知，這對我而言，無疑是在未來的日子裡埋下了一顆不定時炸彈，那種既憤怒又被羞辱的複雜情緒，實在是無以復加……。

民國七十四至七十五年左右，先生因為官司纏身又被停職一年半，家中經濟陷入困頓，幾乎都是我一個人獨自硬扛。那時還不到三十歲的我，一邊上班、帶兩個小孩，一邊向親友借了很多錢，希望他的官司能盡快解決，得以平安無事收場。這一段長期的生活費用，除了靠我的薪水支應外，不足的部分都還是我向娘家人先借調的，婆家幾乎不太清楚我們夫妻面臨的經濟窘困，所以無實質上的經濟支援！也因為那次的事件，先生對我娘家的態度，長久以來是一直感恩在心的。

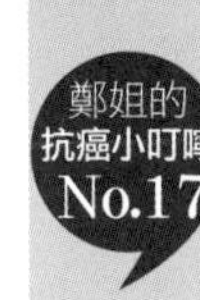

抗癌者的支持來源可能是配偶、親人、朋友、醫護人員、宗教信仰或病友團體，任何支持系統的照顧與協助，都是抗癌者精神上、心靈上重要的支柱，也是抗癌可以成功的關鍵。

按理說，在我最需要他的時候，先生應該是要扮演起照顧我、協助我的角色，然而，他所表現出來的行為卻是令人大失所望，因為他只在乎自己。不單如此，為了要幫他的感情出軌找藉口，連婆家的人也認為我的病只會拖累先生，似乎還覺得我得了癌症極有可能會連累大家，所以無論是在金錢上或精神上，幾乎都把我當成外人看待！在當時鄉下地方、保守的社會價值觀氛圍下，女性罹患重症，又還得背負拖累夫家的罪名，真是情何以堪！

民國八十一年初，在我病情嚴重的初期，先生還不敢太明目張膽，只是默不作聲地與外面的女人偷偷來往，可是當我好不容易遇到了生命貴人——陳明豐醫師，病況漸漸起色好轉後，他反而變本加厲的「往外發展」，當時我約三十四至三十五歲，他則三十九至四十歲左右，正值中壯年。在我生病的前一兩年，他就換了二至三個女朋友，直到第四年才跟最後一任女友固定下來，這個女友的先生也是癌症病患，但沒多久就過世了。原本當警察是不可以有外遇的，但愈到後來，他真的愈發過分！也許是警察上班時間較為彈性，有時他跟她講電話竟然可以聊到渾然忘我、毫不避諱，簡直是無視於我的存在！有一次我真的氣到抓狂了，橫豎跑去跟他的長官斥聲理論，請他好好管管自己的部屬！他的長官聽到之後，也感到十分訝異，於是馬上展開調查，事後也將我先生訓斥一番，甚至把他調了職。先生回到家之後，不分青紅皂白的逕自跟我大吵一架，還在婆婆面前數落我的不是，說我去告他的狀，恐怕會害他沒有工作，並質問我為什麼要這樣做?我說：「就是因為你做得太過分了！要不是因為顧慮孩子還小，早就想跟你離婚了！」

事發之後，他態度轉趨低調並自我約束了好些天，暫時不敢去找外面的女人，他的長官也做了呈報，原本要記大過處分，但後來為了給他一次反省的機會，只記了小過。他所屬的大隊部督察，特別打電話給我向他求情，說了一堆好話，無非是要我原諒他，但也許是忍氣吞聲實在太久了，我都不太搭理。直到第三天晚上，總隊部的督察——剛好是我的學長——特別打電話給我，安慰我說：「這種事我們警界也很想避免，但他的為人也還算不太差啦，妳就原諒他吧！他只是比較不會做人，也不太會說好話罷了！聽我一次，我替妳教訓他，妳就暫且寬恕他這一次吧！」最後在他們的好言說項，並保證會要求我先生自我節制之下，我才答應不把事情鬧大。

原本，我就是一個人苦撐這個家，先生的家人很少伸出任何的援手，而且還放任他對我的不忠，似乎不認為那是多嚴重的事！當他的妹妹、妹婿來向我說項時，也只是唯恐他會失去公務人員的資格而已，因為一旦被記大過免職，就沒有退休金可領了！但我則無所謂，因為家庭經濟開銷平常就已經都是我在操持了，他若不離婚，我就想用這理由結束我們的婚姻關係，乾脆成全他們在一起，因為他們家人都說那個女人有多好嘛！甚至，有時他回來還會跟我嗆聲，說她每個月光利息收入就有好幾萬，甚至十幾二十萬（因為她的先生癌症過世後，有一筆理賠保險金及遺產，加上當年銀行的利息較高）……等，也難怪我會如此生氣。到後來，只要他跟我鬥嘴吵架，總是拿那個女人來激怒我，好像我真的不如她！

那時我是開著一台大發小汽車上班，為了爭一口氣，換了一台克萊斯勒進口車，而那個女人原本開的是裕隆March，看我換了克萊斯勒後，也去換一部ＢＭＷ，先生竟回來跟我嗆說：「妳的克萊斯勒追不過她的ＢＭＷ啦……！」丈夫有外遇，兩個女人的戰爭，不是三言兩語能說盡，內心所受的煎熬與怨懟，是非常痛苦的折磨。真的實在是受不了那一肚子鳥氣，我才跑去找他的長官理論，心裡想的是，如果那女人真的那麼好，就讓他去吧！我無條件成全他們。當時也一度生氣到痛哭失聲，衝口對他說：「我免費把你送給她，我們倆早點離婚算了，何必把彼此綁得這麼痛苦？」可是他就是不想離婚！

有一次，我打電話問他在哪兒？他說在隊上，我說正好有事要去找他一下，他回說跟長官在下棋，沒空！而當時我剛好開完會沒事，所以就開著車去隊上找他，結果他竟然又是跟著她出去溜達了！當我車開到他們隊上大門口的時候，他的同事前來問候我，「嫂子妳來找他呀，他不在辦公室，不是回家了嗎？」我說沒有啊！心想一定有問題，於是把車停在警察局門口等他，果然十幾分鐘後，就看見先生和外遇的對象開著車回來警察局。原來他中午休息時間就溜出去了，但她相當眼明，一看到我的車，就叫我先生加速將車開走，而先生看到我也沒下車，就開著車跑了，我見狀追上前去，他一直開，我就一路追，「看誰技術好啊！不停車我就追到底！」

後來，追到青年路時，為了等紅燈，我心裡突然冒出這樣一個想法：「老娘我車子不要了，看你們能怎麼辦？」原本只是打算追著他們玩、嚇嚇他們，但可能是一時恍神失察，車子竟失速撞到她車後的保險桿，當時我剛把休旅車又換成賓士，結果新車才三個月就撞壞了（賓士車撞爛ＢＭＷ）。

我先生嚇得馬上停車，我也下車當面喝斥他，並叫那個女人下車，嚇得她花容失色，看也不敢看我，更別說下車，不一會兒我的眼角餘光瞥見她慌張的身影從乘客座爬過駕駛座，把車子匆忙開走。

愈是面對引發情緒的逆境，愈要冷靜，想想周遭還有多少其他愛你、關心你的人。

其實那次我是有意鬧著他們玩的，也許是出出悶氣罷了！假設真要修理他們，我車上是有高爾夫球桿的，如果拿出來打她ＢＭＷ的車子，眾目睽睽之下一定很荒謬又好笑！但我畢竟沒有這樣做，好不容易才從鬼門關裡給暫時救了回來，又何必再將自己陷於情關而永劫不復？太不值得了！

這幾年他退休了，更是沒有顧忌的「往外發展」，在一次他獨自參加的國外旅行中，又搭上一位教日文的陳姓女老師。兩人很快地就在一起，打得可火熱哩！不也將這個交往十幾年的女人忘得差不多？如此男人，我要在乎？不，徒增困擾罷了！因為他早就將他那抗癌二十年的妻子拋到九霄雲外了！

這些年來，我也常常聽到很多跟我有相同處境的例子，尤其是一位女性得到婦科方面的癌症，比方說乳癌、子宮頸癌、卵巢癌……等，當她可能失去女性象徵的器官之後，就會覺得失去女人的自尊，從此就失去自信心，而開始自卑；甚至還聽說有女朋友或老婆得了癌症之後，男朋友或先生就離開她從此不翼而飛的。當真是「夫妻本是同林鳥，大難臨頭各自飛」，多麼令人諷刺不堪的寫照啊！

我的情況比較特殊，罹患的是直腸癌接近末期，當時因為病情延宕導致必須拿掉肛門，改換人工肛門（俗稱「造口」），也許是因為放療和化療的後遺症，整個身體健康狀況的改變，導致我三十五歲開始ＭＣ就不再來了，很早就進入了所謂的「更年期」，這是否直接或間接造成我跟先生長期閨房失歡有著極大的關聯？因為，後來我對夫妻之事漸漸也沒有了性趣。

我並沒有割除女性象徵的器官，但我先生在我罹癌半年後，雖然沒有直接離開我，但心也已不在我身邊了。我不曉得當初他和他的家人是否也認定，我是個幾近瀕臨癌症末期的人，再活也不久了，那就趕快找個「備胎」？還是大部分的男人都是「下半身」思考，無法抑制感情的衝動？難道當男人在某個階段，生理的需求大過於心理時，就可以忘了身處何處，而不知分寸了嗎？

MC沒來對我而言還不是最難受，記得當時直腸癌開刀，就已經跟范院長討論過，因為自己已經生完三胎了，假如手術會影響子宮或卵巢，就乾脆一起拿掉算了，但他回說：「子宮、卵巢留著還有作用，為什麼要拿掉？」我回答，「預防轉移啊！」但他建議到時候再看看，所以就留著到現在。但子宮、卵巢因為放療的影響，後來就漸漸纖維化了，這也間接影響了女性荷爾蒙的功能，所以我雖未割除女性象徵器官，但也幾乎沒有性生活。我們能如此長期生活在同一個屋簷下，至今未勞燕分飛，這不知是得癌症之外的另一種人生作弄？還是冥冥中上天已安排的劇碼？我真是不解！

儘管如此，老天爺待我還是不薄的，發生這樣的憾事，是在我已為人妻、生了三個孩子之後，至少讓我往後的人生，能以工作和小孩為生活重心。所謂「是福不是禍，是禍躲不過」，心靈深處那種不服輸的個性，隱隱約約又從心底竄起，恰巧也可能是因為先生的不忠，以及身為母親強烈的責任感和自我角色的期許，讓我在熬過抗癌最危險的前二至三年，以迄逐漸康復後的日子裡，反而更可以全心全力投入工作，發揮自己的潛能，在工作中創造出屬於自己的另一片新天地。

在身旁照顧、支持與陪伴的是親妹妹與弟媳

已婚婦女不可忽視娘家精神上巨大的支持力量……

我病發的時候，其實還跟先生、三個小孩、婆婆、小姑一家人住在屏東。沒想到，夫家的人一開始就對我的病情表現出一副不樂觀、甚至怕我會連累夫家的態度，簡直把我當外人看，令人感到非常孤單又心寒。因此，在第一次開完刀，不久癌細胞再度復發，旋即必須安排放療和化療的情況下，我已意識到未來的抗癌過程，恐怕會是一段漫漫長路……，徬徨無助以及不斷壓抑內心焦慮的不安情緒一下子全部爆發。

我該如何是好呢？如果繼續待在屏東的夫家，真不知道接下來的日子裡，以自己這日漸孱弱的身體，將要如何面對每天那種充滿排斥和負面的氛圍？這樣的環境要怎麼長期與癌症對抗？周遭的親朋好友有誰能助我一臂之力？最後，在妹妹和妹婿的同意下，我做了一個人生很重大的抉擇：暫時「逃離」夫家，搬去高雄借住在結婚不久的妹妹家，由她幫忙照顧我的生活起居。

果不其然，剛開始做放療和化療時，我還可以自己一個人搭計程車到高雄長庚醫院，待做完放療和化療後再去上班，但做沒幾次，體力就不行了，之後都要靠妹妹的攙扶陪伴才能到達醫院治療，所以我妹妹鄭麗英和我治療後期的弟媳，可以說是陪我走過抗癌關鍵時期最重要的貴人。

盡量設法為自己建構一個有利抗癌的支持系統，即使是在支援有限的狀況下。

多虧妹妹一通一通電話的撥打、接聽與調貨寄送，她不僅是我治病時期的特別看護，也是我工作上（台灣雅芳）許多客戶得以繼續服務，而不至於中斷的特別助理；在生活起居照顧上，她更像無怨無悔付出的「台傭」。比方說，抗癌前三年，我都切實遵循相關書籍裡的經驗及陳明豐醫師的建議，非常認真地調整我的飲食，包括：多吃糙米飯、堅果類、綠花椰菜、當季水果等對身體有益的蔬果，並將其列表備查。妹妹總是親自到菜市場幫我購買新鮮蔬果，還親手下廚為我調理；體力不濟的時候，妹婿還會幫我打針吊點滴（他本身也是在高雄地區開業的診所醫師）；手頭緊的時候，就先從妹妹那裡調頭寸解燃眉之急；心情惡劣鬱悶的時候，妹妹就開車載我到郊外或海邊去透透氣；為另一半憤慨生氣的時候，她就跟著我一起氣憤發洩情緒；哭的時候陪我大哭一場；笑的時候跟著我破涕為笑，讓我暫時得以拋開癌痛的煎熬……。

妹妹真的是我抗癌那一段最危險時期，一路全程陪我熬過來的救命恩人，無論在精神上、經濟上、

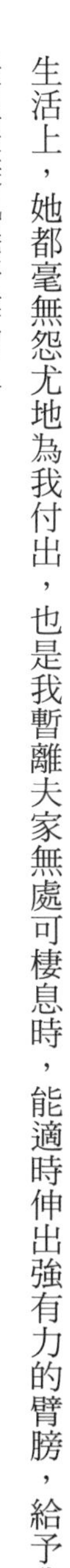
生活上，她都毫無怨尤地為我付出，也是我暫離夫家無處可棲息時，能適時伸出強有力的臂膀，給予我最溫暖避風港停靠的人。

也許就因為自己曾經走過抗癌這一條路，我深深感覺到，**已婚婦女在對抗癌症重病的磨難當下，無論是婆家或是娘家的支持都很重要**，那種力量是很大的，倘若沒有大家的支持與體諒，真的很容易想不開！因為癌症病人的心情是最脆弱、最敏感的，所以身邊的人一定要給予百分之百的支持，展現最大的包容心。但是礙於長期的婆媳、姑嫂關係的不和諧，我幾乎得不到夫家人的任何支援，整個抗病過程都是依靠娘家的全力支持，婆家唯一幫我的一件事情，就是照顧三個年幼的小孩。我是這麼想的：畢竟照顧小孩子並不應全是我一個人的責任，他們也是黃家的人呀！

說實在的，在發病前，一直都是我一邊工作、一邊帶小孩，只是當發現自己罹患重症後，必須面對體力已大不如前，又要經常赴醫院治療，又要擔心工作不保、經濟面臨窘迫的現實……。內心真的掙扎了許久，才聽從妹妹和妹婿的建議：為了全心全力的跟病魔作戰，換一個比較清幽可以轉換心情的環境，安心養病比較好。或許也因為這個決定，我才有一線生機跟頑強的癌症搏鬥。

鄭姐的抗癌小叮嚀 No.20

不論是抗癌者本身或透過家屬協助，盡己所能營造一個有利抗癌的環境或心境，安心養病，全心全力的跟病魔作戰，才是現階段的第一要務！

這是我抗癌路上非常大的一個轉折！我搬到妹妹高雄緊臨大仁國中的家，一住就是兩年。期間我還是會回屏東探望小孩，先生放假時偶而也會帶小孩來看我，一直到病情漸漸穩定下來的一至二年後，我才在妹婿家的同一棟大樓，買下另一樓層，跟妹妹比鄰而住，從此在高雄定居下來。

五年之後，在我病情奇蹟式的漸漸康復。有一天，我與妹妹、妹婿以及還是個小娃兒的外甥全家，一起同遊高雄西子灣。過去，這裡曾經是我傷心欲絕時，差點想要自絕生命的地方；如今再回首，走近岸邊，我向著天邊的大海訴說，我旁邊的這位親妹妹，是我這一生當中的再造恩人，有生之年，如果我有能力，我一定會視她的兒子如同自己親生的一樣，盡我此生最大的力量照顧他、愛護他，就像她的母親當年如此無微不至地照顧我、陪伴我一般……，祈願上蒼保佑她們母子、夫妻永遠幸福、平安。

當年如果罹癌的人是我，我絕對無法像姐姐那樣撐到最後！

專訪鄭梨華親妹妹——鄭麗英【2010/08/09 採訪】

記得當年姐姐發病的時候還很年經，我們全家人一聽到是癌症時，都很難相信、也很惶恐，更不知道該如何伸出援手。幸好，姐姐是個很堅強的人，當時她一個人獨自去高雄長庚醫院做檢查，回到家後就大哭，說當醫院宣布她得到癌症的時候，還沒有很震驚的真實感，可是在開車回來的路上，看到一群幼稚園小朋友放學回家的身影，忽然間，她想到自己兒子未來身影（她兒子那時也是

四、五歲，讀幼稚園階段），便禁不住放聲大哭說：「我的小孩還這麼小，我現在卻變成這個樣子……怎麼辦啊？」（哭泣）

當時我們家人對什麼是「癌症」，所知真的非常貧乏，加上醫生也沒有提供任何後續治療的資訊給我們，就這樣以為開完刀、割除癌細胞就好了，根本沒想過、也不知道還會衍生出一連串的療程。結果又過了大概三個月的時間，姐姐的腫瘤竟然復發了，於是醫生安排了後續的放療和化療，化療期間她住我們家，她的先生和小孩住屏東，有時都是我陪她到長庚醫院去接受治療。沒多久，我記得那一年大家剛好都回娘家過年，看她一邊吃止痛藥一邊跟我們玩牌歡度新年的模樣，可以想見，當時姐姐應該已經是癌痛得很難過了吧！但她卻依然「咬著牙」強忍身體的不適跟我們過年，這就是我的大姐！

你我大家都有可能是抗癌者或自己生命中的貴人，知識就是力量，當我們懂得愈多、學得愈深，愈有能力自助助人。

她真的很勇敢，因為當時整個肛門都拿掉了，傷口很大不能坐，得用像輪胎般的游泳圈墊著才能暫時坐下，莫可奈何之餘，她往往只能躺在沙發上，看「豬哥亮的歌廳秀」（歌舞秀）來暫時緩解手術和化療的痛楚。

在那之前，也有些朋友會介紹其他另類治療的方法，而她自己也會不斷的去找一些可以讓自己在治療過程中恢復得更快一點的藥方，比如她會去做腳底按摩或針灸……。看她經歷當年的那些痛苦歷程，要是換成我，可能早就去見菩薩了，呵呵！

她生病時，又要擔心小孩、又要忙於工作，還好那時候在雅芳的工作，可以在家打電話跟調度事情，彈性比較大，不用朝九晚五去公司打卡，因此可以一面治療、一面工作，讓姐姐可以不必辭掉工作又能專心治病。這樣的工作、抗癌的氛圍，似乎為她營造了一個較為有利的抗癌環境，這是我當時幫她處理過一段時間的客戶服務過程中，體會很深刻的一點。

然而有一點，我忍不住要說，與其問我能幫助姐姐做什麼，倒不如說她先生（我的姐夫）能給她什麼樣的支持，會來得更重要！

那時候，她除了擔心自己的身體，還要擔心先生的事，這方面我對姐姐就沒能幫上什麼忙了，只能在生活上、飲食上、工作上盡量協助她罷了。我雖盡力幫她料理生活上跟工作上的一些事情，但更深入一點的婚姻家庭瑣事，卻也實在插不上手，雖然不捨，還是只能默默的安慰她、支持她，讓她能想開一點，心情好一點——我唯一能做的，或許就是在身旁陪伴她吧！當時，小孩年紀還很小是她最大的擔憂，但孩子都住在屏東，由婆婆、先生照顧，假日才會來高雄看她——不過，就因為有小孩（這是她最大的支柱），才讓她能夠更堅強的抗癌。

值得一提的是，因為當時姐夫要上班，沒辦法長期在身邊照顧姐姐，而我正好剛結婚嫁到高雄，也還沒生小孩，加上我先生判斷姐姐應該住在高雄接受治療會比較適當，所以就建議她在治療期間先住我家，這樣去長庚做化療或後續檢查時也比較方便，可免去舟車勞頓之苦。如今回想，如果那時候姐姐一直住在屏東，以她當時的病情那麼嚴重，究竟能否抗癌成功實在難以想像啊！

或許我這樣講比較「那個」……但就我們的角度來看，當時姐姐婆家的人其實對她並不是很體恤，應該說婆婆和小姑並不是很關心她。二十年前得這種病，就等於是宣判死刑，幸好，姐姐是個堅強的人，才能完全靠自己的力量從生病一路撐過來，因為知道這樣的情況，那時候我先生才建議姐姐來高雄住。當然如果沒有先生的支持，恐怕當時我也不太敢讓姐姐長住在自己家裡，這一點真的要感謝我先生呀！

那時，姐姐一個人要去面對癌症的不可測，又要面臨先生的不忠，這簡直是雙重打擊啊！生病半年後就有這種狀況發生，說真的，當時我滿不能諒解姐夫的，即使認為她可能將不久於人世，也不能這麼迫不及待的去找其他的女人啊！總該到她真的走了之後再做嘛……，所以從那時一直到現在，我和姐夫的感情就再也沒辦法像以前那麼的好了，但姐姐總是勸我，時間都這麼久了，沒必要如此啦！

姐姐生病開刀的時候，姐夫也有去照顧過她，但因為他還要工作，所以也只有在假日的時候，才會抽空帶小孩來看她。其實姐姐當時候真正最需要的是姐夫的安慰，我們做親人的，也只能陪伴在她身邊而已，我想，一個女人生病的時候，在心理層面最想要的，無非還是希望先生能在她身邊呵護照顧吧！

其實，她婆婆當初就不是很中意姐姐，因為婆婆是住在屏東鄉下老一輩的人，姐夫又是她唯一的兒子，有一個大姐、四個妹妹，她們當初認為應該娶一個有手藝的人，例如會做衣服的或燙頭髮的……，所以他們倆結婚時，婆家並不是很喜歡。當時姐姐又年輕，剛嫁到那裡，我想和婆家處得應該不是很融洽吧！又很不湊巧的，在他們剛結完婚不久，一天她的公公在回家的途中不幸發生車禍驟然過世，她婆家竟然把這樣的事牽扯到姐姐身上，認為她們才剛結完婚，公公就車禍身亡，好像指責、影射姐姐為家門帶來什麼不祥似的，從此對待姐姐更加不和善。現在回想，如果當初她的公公不那麼早過世的話，姐姐應該會得到較多的照顧，畢竟她公公是個比較明理的人。

記得陪姐姐去過醫院多次，看到姐姐面對這樣重病的折磨，還能如此坦然面對，若換做是我，實在不敢想像我是否也能像她這麼勇敢，接受一連串的治療！姐姐個性比較樂觀開朗，我卻是一個比較悲觀的人，我們兩個人的個性還真是天差地別，所以說，如果今天生病的人是我，可能我早就不在這人世間了。

記得有一次，我檢查出胸部有一個黑點，那時候我兒子還小，大約是幼稚園或國小的年紀，從醫院檢查完回來後，我還有一點擔心，但兒子因為從小就耳濡目染大姨是如何勇敢抗癌，那天兒子一聽到我的狀況，竟擔心的跑到房間躲在棉被裡哭，我問他怎麼了，他竟然對我說：「妳要跟大姨一樣勇敢啦！」姐姐的勇敢形象是大家都看得到的，她一直是我兒子的偶像哩！

我認為是姐姐自己夠積極抗癌，有著強烈想要活下去的動力，加上個性也比較放得開，才能很快的把一些不愉快鬱悶的事紓解發洩掉，而不累積成為病情的另一個無形壓力。此外，她有著一顆樂於幫助他人的胸懷，也因此常常得到很多回饋，所以生命中的一些貴人，也都能適時伸出援手來幫助她。記得，還沒結婚前我就去高雄協助姐姐做雅芳銷售的工作，常看到她被人扯後腿、陷害，但她還是原諒了那些人，繼續和她們做朋友，接納她們、幫助她們，包括公事上借錢不還的、被同事倒會的……，我們都說她好像是被人騙不怕似的，我想這或許就是她寬大胸懷的回報吧！

積極樂觀的人即使在對自己最不利的狀況下，仍可以為自己找到機會點；在痛楚的時候，仍可以找到讓自己身心得以緩解安適的方法。看豬哥亮的歌廳秀、腳底按摩或針灸……，轉移注意力或轉念都好，總之，不要讓負面能量累積成為病情的另一個無形壓力。

如果不是因為她心胸寬大，我想她也不會原諒她的先生了。也許她是認為，丈夫再怎麼不好，也還是對自己有點恩情吧！我姐姐是那種非常懂感恩的人，只要你對她有那麼一點恩情，她絕對會用一輩子來還你！她是那種不會去占人家便宜的人。

姐姐在過去的抗癌歷程中，除了家人的支持、陪伴外，其實早期還有兩個很重要的朋友，當她情緒不好的時候，這兩個朋友就會陪伴在她身邊，聽她聊心事，因為還是有些心事跟自己的姐妹是比較講不出來的。其實她周遭有很多朋友，各扮演著不同的角色，有不同的重要性，在抗癌的路上幫助她很多，所以家人的陪伴和支持固然很重要，但朋友的扶持也是不可或缺的。

姐姐生病已經夠痛苦了，有時竟然還要安撫先生的感情困擾、應付他那「阿達馬控古力秀逗」（脫軌）的情緒，你說，她這樣可以安心養病？當時剛生病，卻又碰上姐夫外遇的事情，或許是萬念俱灰吧！我記得非常清楚，她曾經一度想不開，半夜開著車出去打電話給她的兩位好朋友說不想活了，朋友很擔心的出門把姐姐找回來。其實，她有什麼心事很少跟我說，都是那兩位朋友當傾聽者，幫她度過情緒不佳的時刻。

記得姐夫跟外面的女人一旦發生爭執時，回來都要強迫姐姐聽，姐姐還要告訴他說，「你就怎樣、怎樣……」簡直不把姐姐當成老婆，就好像是一個年輕小伙子在外面和女朋友感情發生爭執，回到家說給媽媽聽，然後媽媽還要教他怎樣處理……，姐姐的心胸寬大到這樣子的程度呀！雖然有時候她會很氣憤，但是遇到這樣的先生妳又能怎麼樣呢？每個人都會這樣問姐姐：「為什麼不跟先生乾脆離婚算了？難道是要拿錢才會放人嗎？」（還好，姐夫並沒有這樣要求！）

或許，我跟姐姐都是比較傳統的女人，才會認為夫妻本來就是這樣吵吵鬧鬧，有時兩個人前一刻還在吵架，下一刻就可以牽手一起出去喝咖啡，還真是讓旁人看傻了眼，無法理解！以前看他們吵架，我們真的很擔心，因為姐姐生病了，姐夫又常回來跟她吵架，心情常常像是洗三溫暖一般，時冷時熱，但是經過一次、二次、三次之後，就知道他們是一對吵完架的下一秒就可以馬上合好，一起牽手去喝咖啡的另類夫妻（呵呵呵）！或許姐姐已經把他當成是另一個兒子吧，她常常說自己有兩個兒子（呵呵呵）、兩個女兒，漸漸地，我們也就不那麼在意他們之間吵架的問題了。

我們家是種田的，爸爸媽媽都是老實人，當初極度擔心姐姐的狀況，在二十年前得了癌症等於是絕症，他們很擔憂姐姐這麼年輕、小孩又還那麼小，得了這樣的重病，婆家又如此的對待，我們還能不去支持她、幫忙她嗎？尤其感謝我先生，他是一般內科、家醫科的醫生，在高雄林園開診所，為一些老人家、老患者看診。所以在生活上、精神上，我們就盡最大的能力來協助姐姐熬過那段最黯淡的歲月。也因為這樣，爸媽也就比較放心，尤其兩三年後看到姐姐的病情慢慢康復，爸媽就更放心了。

說真的，姐姐當時生病雖然有我的陪伴，但，真正說起來，後面這十幾年，反而是姐姐對我的幫助還更多，我很感謝她；她是一個很慷慨、又十足感性的人，而且十分疼愛我的兒子，有時，甚至她的兒子還會很吃味的說：「到底我是你的兒子，還是他是你的兒子呢！」（呵呵）

我覺得對抗癌症能否成功，心情和個性應該占很大的因素，像我姐姐個性比較樂觀，就是一個抗癌成功很好的例子。

另外，我有一個朋友當年得到卵巢癌，她為人也很熱心、開朗，所以復原狀況比預期的好，到現在也有六至七年了，一直都控制得很好！所以，我覺得個性特質真的很重要。比較開朗、不那麼悲觀的人，應該比較有機會抗癌成功。反之，像我另外一位朋友，當她剛發現得到乳癌時，因年輕又未婚，她說不想自己孤孤單單面對這樣的疾病，所以在約好去醫院治療的前一天，竟然自殺了！她應該是自己一個人在外面生活，沒有跟家人住在一起，可能就是因為沒有人陪她、開導她，所以還沒開始抗癌，就先自我了結生命，好可惜呀！對照這兩個例子，兩個人因為個性不同，結果也大不相同，一個好了，一個卻走了！

一路陪在姐姐的身邊，最感到欣慰和引以為傲的是，這二十年來，她對抗癌症末期的勇氣和精神，深深影響了我的個性和積極正面的人生觀，她不但沒被病魔擊敗，還能闖出現在的一番事業，這不僅是我們當初想不到的，或許恐怕連她自己也沒有想到吧！其實可以這麼說，這二十年是她這輩子活得最精彩、最多采多姿的一段時光，尤其是她想做的事都做到了。

記得十幾年前，我有一個好朋友帶我們去看一位懂命理的吳老師，這位吳老師曾經笑笑地對姐說：「妳日後坐飛機的時間肯定比坐車還多！」我們當時聽了都直呼：「怎麼可能？姐姐都已經生病成這樣子了，不曉得以後命還在不在，怎麼可能會常常坐飛機呢？」結果十幾年下來，竟真的印證了當時吳老師說的話，姐姐這些年來事業確實是愈做愈大，還真的幾乎每個月出國好幾趟呢！

人生的際遇就是那麼神奇，或許這就是老天爺給姐姐與眾不同的命運安排吧！

工作與穩定收入是我抗癌最大的經濟後盾

工作伙伴一席話，點醒了當時脆弱的心智判斷。

癌症的魔爪究竟比較喜歡侵襲什麼樣的人？答案沒有人知道，但無論是達官貴人、工商巨賈、平民百姓或是男女老少，任誰都沒有豁免權，包括副總統蕭萬長、國防部長高華柱、樞機主教單國璽、廣達董事長林百里、前立委盧修一、前法務部長陳定南、舞蹈家羅曼菲、藝人薛岳、文英阿姨、梅豔芳等，都面臨過癌症的威脅，甚至鴻海集團董事長郭台銘前夫人林淑如、弟弟郭台成，先後都不敵乳癌與血癌而辭世，讓身為台灣首富的郭台銘忍不住發出「有錢並不代表快樂，金錢買不到健康」的喟嘆！雖然有錢並不一定能夠治癒癌症，但是如果沒有足夠的金錢與癌症周旋對抗，恐怕就像打仗沒有子彈一樣，遲早會彈盡援絕，可想而知，往後的抗癌生涯將是千辛萬苦的。

幸好現在有「健保」制度，得以照顧更多的癌症病患，大大減輕癌友的經濟負擔。然而，去年我曾在報上看到一則新聞，大意是說，**台灣的癌症病患有高達百分之九十都是生計困苦的居多**，聞之令人捏把冷汗！或許這個比率有點高估，但打個折扣，保守估計百分之五十至六十以上是很有可能的。想想，以台灣每年增加七萬多個癌症病友的成長比率，打個半折，每年可能就會新增多達三至四萬個生計困苦的癌症家庭，將陷入經濟風暴中（註：根據行政院衛生署統計，台灣目前約有一百多萬個家庭籠罩在癌症的陰影下，平均每四個家庭即有一個家庭承受癌症的侵襲！每年差不多有四萬多個癌症病友過世）。這個數據不可等閒視之，因為抗癌是一條非常艱辛、坎坷的道路，若沒有經濟上的後盾，漫長的治療、休息、調養，將難以為繼！

根據我的長期觀察，抗癌路走得比較成功的，以下兩種類型的人特別顯著：一種是經濟上比較沒有壓力的人，比如經濟較不匱乏的家庭或軍公教人員，他們的工作收入多半比較穩定、無後顧之憂；另外一種，則是早期發現者居多，而且發病年紀大多集中在中高齡，約莫從五十歲到六十五歲這一區段，因為小孩子都漸漸大了，甚至可以自立了，於是負擔也減輕了；若幸運孩子孝順一點，還會鼓勵父母積極抗癌、做父母強力的後盾。所以，這些人的治癒率通常比較高，存活率也比較長。

像我三十幾歲就得到癌症的，孩子還小、事業剛在起步，在這種環境下，壓力最大、負擔也最重，因為除了面臨小孩子的教養問題，甚至可能得面對夫妻婚姻關係的衝擊，如果還有婆媳問題，那更是雪上加霜！所以，如果自己本身**有經濟能力**，情況就還好，但如果是要伸手拿錢來做治療，就可能比較會遇到困難了——因為可能得看很多人的臉色！

民國八十年我發病的時候，台灣的健保還沒有開辦，如果當時沒有錢可以做輔助療法，不管是中、西醫藥還是保健食品，那還真的是沒辦法支應，這是很殘酷的現實。過去的抗癌歷程，真是寒天飲冰水，箇中滋味點滴在心頭——我有非常深切的感受。當初為了全心治療癌症，可能是一時慌了，差點就把雅芳的工作辭掉，如果那時真的放棄了工作，那麼今天我就無法在這裡回顧過去，可能每年清明節我的家人都要去幫我掃墓了！

當年我在雅芳的一個好伙伴羅碧芬，我都稱呼她叫羅姐——她自己現在也是癌症病人，三到四年前得到了卵巢癌，不過目前控制得很好，已漸漸康復中——她是我在工作上非常要好且知己的姐妹。真的！我在抗癌最艱辛的那段時期，都是在雅芳捱過來的，而她是一路陪我走過來、見證我當年隨時可能斷炊，最後終能死裡逃生的好姐姐。可能因為我在家裡是長女的關係，有些事反倒不敢跟家人講太多，怕他們會為我擔心受怕，而羅姐的年紀剛好比我大一些，又是最了解我娘家和婆家狀況的人，有些話我只對她說，因為只有她最知道事情對我的輕重分量如何。

民國八十年九月後，在我同時做放療和化療，癌痛愈趨嚴重，體力最不濟的時候，我去跟羅姐商量，有意辭去雅芳的工作，希望她能接下我在雅芳好不容易經營得來的會員資源，因為我實在不知道，當時那樣差的病況下，能否繼續待在雅芳？如果沒有達到業績目標，還可以支撐多久？慌亂無序的心情令人焦躁，之所以找羅姐聊，一則是希望她可以體諒我的狀況，一則也是希望聽聽最知己的工作伙伴，能給我什麼樣適切的建議。羅姐不假思索地安慰我說，「為何一定要辭掉工作？」

也許她的思想較成熟，看的問題比較深遠。她提醒我，往後治療癌症的時間可能會拉得很長，有一份工作收入來源，也比較有後盾，可以應付紛至沓來的開銷，心裡會比較踏實，也不至於老是要伸手跟家人拿錢；此外，**擁有一份工作的好處是，可以分散生病期間的一些注意力，而不會整天處在哀聲嘆氣中**。她還提到最重要的一點，因為雅芳公司的工作特色是No office管理，只要業績達到了，他是不會去管理妳的出勤考核，所以，建議我適時找一個助理來分擔治病期間的工作量，千萬別糊裡糊塗地把過去經營不易的基礎給放棄了。總之，「抗癌」要有長期應戰的心理準備，如果辭掉工作，「專心」養病，光靠存款可以維持多久？先生、娘家可以長期支應所有的需求嗎……？羅姐的一席話，重重點醒了我當時脆弱的心智判斷。

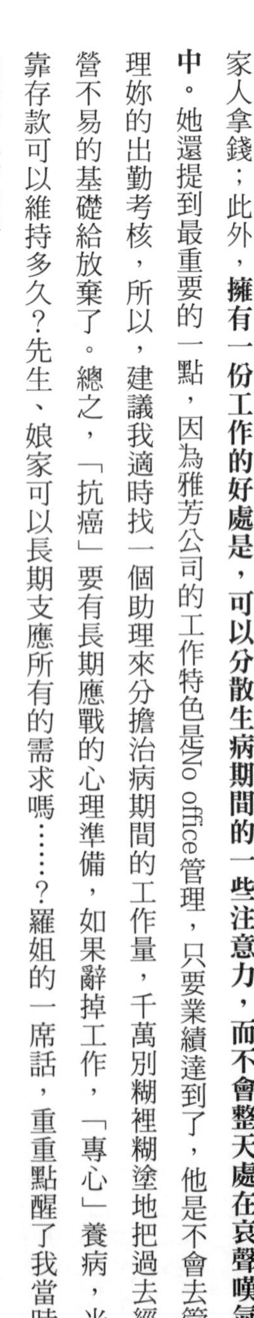

鄭姐的抗癌小叮嚀 No.23

經濟是抗癌的後盾，首先可諮詢醫生意見，看看是否能繼續工作。若有保險，看看病況能得到多少保險賠償，或能給你什麼樣的協助。若實在不得已仍有經濟上的問題，或可詢問抗癌協會等相關性的支持團體，是否有可協助的來源或適合的工作機會提供，總之，善用社會資源，為自己尋求幫助。

多年之後回想，如果當時羅姐自私一點，其實只要安慰我幾句話，大可接收我經營幾年下來的會員資源，畢竟當年我在雅芳工作真的很拼命，年收入至少都在一百萬到兩百萬之間，屬於中高薪酬之列。但是她並沒有這樣做，反而跟我分析得很透徹，言人所未言——她就是這樣一個既貼心又有俠義之氣的好姐妹，無疑的，她也是我在抗癌最關鍵時期的貴人之一。她讓我克服了治癌期間最現實的金錢問題，最終能靠自己的工作收入，克服癌症所衍生的重重經濟挑戰，直到現在，我對她一直都心存感激之情。

羅姐的鼓勵，加上雅芳公司的特色「缺席管理」——只要有人幫你做那份工作，薪水一樣可以照領——讓我在生病的狀況下還能繼續工作，其實也是不幸中的大幸。早在十到二十年前，大家對傳、直銷都很反感，雖然雅芳也是一家直銷公司，不同的是，它是單一層的直銷，因為我們也是公司的員工，是公司的幹部、是區域經理，我們的工作是招募、輔導雅芳會員。那時有很多人說，外商公司的壓力是很大的，但在我看來，雅芳是一家很有人情味的公司，雖然有很大的業績目標壓力，但只要達成目標就可以繼續經營，不像台灣公司的老闆，如果你生病了，就把這區域的經營權收回。但雅芳沒有這樣做，反而是雅芳的同事給了我很大的鼓勵，他們也都會在能力範圍之內，協助我解決在工作上遭遇的問題。

雖然現在我已淡出雅芳的工作，轉而自己創業，但我還是很感謝雅芳，感謝當年在我最需要收入的時候，雅芳並沒有因為我罹患重病而捨棄我。也因為走過那一條路，才明白治療癌症其實真的需要有一點錢做後盾，心情才不會忐忑不安——雅芳彈性的工作讓我沒有斷炊的問題，也讓我有機會用比較好的醫療資源來照顧自己。

因為有這樣篤定的後援，我得以繼續尋找良醫，可以不放棄一絲治療機會，終於能治癒癌症。真的，都是因為這些在實質上幫我創造業績的雅芳會員好姐妹們，她們知道我生病，都自動自發為我加油打氣、無所不挺，尤其幾個重要的大咖人物，包括葉貞容、周鈴蓮、鄭麗雲、朱麗芬（朱阿姨）、蘇琪芬、王寶美、梁玉玲、王瑾翠、劉秀菊姐妹等，大約十個人的貢獻，幫我達成了六成以上的業績，讓我在整個抗癌歷程中能收入無虞，沒有後顧之憂，可說是我「抗癌」路上真正的功臣啊！所以，如果沒有在雅芳那段期間受大家的照顧，就沒有我後面十年自行創業的成就！

因此，藉這個機會我要特別感謝當年那些挺我的好姐妹們（後期還有莊雅慧助理，也都幫我處理好多繁瑣事務），這二十幾年的感情真的很難得，在我生病那段期間沒辦法照顧她們時，她們卻反過來挺我到底，從會員夥伴一直到知心好友，我何其幸運啊！在我人生的每個階段，冥冥之中似乎都有很難得的貴人助我一臂之力，我真誠感謝能擁有雅芳這個團隊，對她們當年的義氣相挺我永誌難忘，並致上深深的一鞠躬。

如果她沒有那麼堅強、樂觀，其實沒人可以幫得了她

專訪當年雅芳工作伙伴——羅碧芬【2010/08/09 採訪】

很多癌症患者都不太願意告訴別人自己得了癌症，但我跟別人不一樣，反而會告訴人家我得過癌症（民國九十六年罹患卵巢癌）。其實癌症患者真的是很需要家人和朋友的支持，就像當年，在我知道梨華得到癌症時，了解到她當時的病情已相當嚴重，也很沮喪，幾乎想放棄雅芳的事業，但我極力勸她不要這麼做，反而鼓勵她要繼續工作，因為不知道日後抗癌的開銷會有多重，所以更需要有雅芳這份事業的收入來貼補，甚至是她唯一的經濟後盾，因此建議她，不妨可以請個助理來幫忙處理日常雜務鎖事，這樣不僅可以減輕工作量，在經濟上也可以無後顧之憂……全力抗癌！

不要因為不想讓家人擔心而隱瞞自己的病情或封閉自己，這樣做有害無益；坦白道出心中的感受，反而可以獲得家人和朋友相互的支持與協助，讓自己更有力量去抗癌。

我個人認為，癌症患者很重要的一點，就是如何調適好自己的心情。就像幾年前，我一聽到醫生宣布自己罹癌時，並不覺得怎麼樣，只知道我能做的就是——把身體交給醫生，把心情交給自己。雖然，我的一些好朋友都打電話來安慰鼓勵，但也有人唉聲歎氣的質疑：「妳怎麼會得這個病？」更有人怪上天對我不公平……，但我不這麼認為，因為罹患癌症不是沒有原因的，壓力是最大的因素。

所幸，當初我秉持著「把身體交給醫生，把心情交給自己」的心念，才能渡過這個難關。所以當我們這家人在醫院時，總能笑咪咪的坦然面對，醫生和護士都覺得奇怪的問我：「妳怎麼可以這麼快樂抗癌？」我說：「煩惱也是這樣過日子，快樂也是這樣過日子，煩惱反而會加深病情，所以就保持輕鬆的心情，反而與癌細胞更能共存，如果上天真的要把我帶走，就不會讓我留下來，我煩惱也無用啊！」所以我恢復得算滿快的。

梨華讓我感覺到，她也是個很樂觀的人。我認為癌症患者自己要有很樂觀的想法，因為癌症並不可怕，可怕的是自己的心理障礙：如果你無法突破心防，癌症反而可能會加重；如果你和它和平共處，也許就沒事。梨華對人的熱心也是第一名，很願意幫助人，她不只是工作上有成就，對朋友和家人的慷慨也是沒話講的，每個人都覺得她是個很「阿莎力」的人，我想這個「阿莎力」的豁達對她的身體應該是很有幫助的。我常跟她說，「喔！你真是嚇死人耶，如同散財童子，到處去捐錢！」這是她生病之後很大的改變。

梨華住院的時候，我也常去探望她，並在工作上給予適時的協助，但我覺得最大的功臣還是她的妹妹，她妹妹麗英真的是很挺她，非常細心地照顧她並陪伴在她身邊。回想當初，其實我也沒有其他的想法，就是很簡單的認為，她是我的好朋友，她那個時候有需要我，我就盡力去協助她。對於工作，她想放棄，但我認為不宜，因為雅芳的事業是不用打卡上班的，在家也可以做，所以我建議她找助理幫忙處理就好。事後證明，有持續的工作收入，對她日後的抗癌成功確實有很大的決定性力量。

如今回想，梨華因為生病有一陣子脾氣變得很不穩定，也常常對老公發脾氣，所以先生難免會有些抱怨，我也只能從旁化解，勸她先生說：「生病的人脾氣都不是很好，你要多體諒她呀！」梨華罹癌之前曾動了腦部腫瘤的手術，後來又發生車禍，做化療時整個人瘦得像皮包骨……，那幾年，種種的不幸都加諸在她身上，我想二十年前應該是她人生最黯淡、最歹運的時候吧！所以，我曾經很有感觸地對雅芳的同事說，如果不是她個人這麼有毅力，怎麼能夠撐得下來？如果不是她有一個很堅強、開朗的人格特質，怎麼能走到現在呢！

梨華當時在雅芳是區域經理，她是個比較開朗、也不太會計較的人，工作表現、為人處事、人際關係都不錯。其實雅芳的工作壓力也滿沈重的，我們領的是公司的薪水加獎金，所以不是只領錢而已，當然公司也會有一些責任目標要達成，若幾次沒達成，公司可能就會請妳走路，所以我們都有不小的業績壓力；再加上她還要面對繁重的家庭經濟壓力，所以得到癌症不是沒有原因的——壓力應該就是最大的因素。

其實癌症不外乎壓力，還有飲食、空氣、水和環境所造成的身體病變，但我認為最主要的因素還是壓力。像我的例子，大家都說我最會玩，我也不喜歡吃煎炸的東西，也吃得比較少，但還是得癌症，所以我認為最主要的原因還是壓力造成的。例如我們除了工作之外，還要把家庭照顧好，也都太執著於希望小孩照我們的意思去做，如果沒有照我們的意思去做，就煩惱一大堆，小孩怎麼會這樣？怎麼都不聽我們的話？這些都形成我們身體、心理的壓力，壓力加諸在我們身體上時，癌細胞就會伺機而出（病變），我們就生病了。

壓力、負面的情緒、飲食、空氣、水和環境……，既然知道這些都是罹患癌症的重要因子，就必需學習面對、調整及改善它——抗癌就是：把身體交給專業的醫生，把心情交給樂觀的自己，把煩惱交給智慧的上天。

我退休之後，現在忙著修禪學，從中領悟到很多東西，如果你能去釋放，比如藉由宗教的信仰，把念頭轉個彎，就可以釋放很多壓力。我以前很容易胡思亂想，不易入睡，現在轉念了就很好入睡，因為你不會執著於無解的問題，當混亂的思緒趨於平靜，人自然就會比較自在好睡。我看過不少的媒體報導，有很多人都有不易入睡的困擾，為了睡眠問題吃安眠藥，但是我不敢吃，因為怕吃了會上癮。

有時候想起來還真是滿恐怖的，由於工作和家庭的壓力，每三到四人就有一人得到癌症，我們都開玩笑說，以後大家碰面的第一句話不是問吃飽了沒?而是變成：「喂，你是得哪一種的？是第幾期？做化療還放療……」自己這幾年因為走過這條路，更覺得癌症患者的心情真的很重要。

此外，有家人的支持、關懷、照顧，對病情的復原更是不可或缺，如果被晾在一邊沒人照顧真的很可憐，恐怕也無法那麼快復原。像梨華當初主要是她妹妹在照顧，我則是娘家弟媳婦剛好沒工作，就請她來照顧我，所以我們都康復得很好。現在我若聽到朋友、同事得到重症，都會主動打電話去關心，跟他們談談，讓他們的心情能釋懷些。如果遇到只是初期腫瘤，還沒有嚴重到癌症第二、三期階段需要做化療地步的朋友——儘管如此，很多人一開始就已經先嚇倒自己，害怕得說自已已經兩腿發軟，完全沒體力了——我就告訴她們，「我年紀比你們大，既開刀又做化療，都可以有體力活下來，何況妳們比我還年輕呀！」他們這才定下心來說，「對厚！」

有的人在得到重病的時候會怨天尤人，但梨華她是個求生意志很強、生活態度正面又樂觀的人，懂得學會放鬆自己的心情，工作態度認真積極更不在話下，當時雖然孩子還很小，但她仍可以在生病當下，依然將工作上的業績做出來，真的很不簡單！其實在這個世上，很多事情最終還是要靠自己的，你的意志力很重要，你的想法也很關鍵。我生病期間最大的感觸就是，照顧好自己的身體，全家人就不必跟著受累。回顧剛生病時，我老公為了照顧我，必須放棄他喜歡的休閒活動留下來陪我；兒子工作下班，必須趕到醫院來看我；女兒除了要上班還要為我準備三餐，因為我一個人生病，結果全家人的生活步調都走樣了，真的很不捨。所以我常跟身體狀況還好的人說：「真的要好好保重自己身體，免得累壞了全家人！」像現在很多人都三更半夜才睡覺，不愛惜自己的身體，那真是一個隱憂呀！

「抗癌」要有長期應戰的心理準備，並且要有良好的心理建設，堅強的意志力是抗癌重要的力量，正面積極的想法是抗癌成功的關鍵。此外，在接受家人的照顧時，自己更要愛惜自己、照顧好自己，也多體貼家人，全家人也就跟著受惠而不受累。

生病了，除了最需要家人的關懷之外，經濟無虞也是很重要的支持力量，所以，當初我鼓勵梨華繼續留在雅芳職場，讓自己經濟上無後顧之憂。這麼多年來病魔都打不倒她，事業也經營得這麼成功，身體健康之後，也勇於分享自己的抗癌心路歷程，真是為她高興。

梨華是個非常重感情的人，在我生病的時候（卵巢癌），剛好是梨華事業的高峰期，但是她仍然抽空來探望我，也請人煮東西給我吃，照顧我不遺餘力。我的卵巢癌是第二期，卵巢和子宮全都拿掉了；三周一次的化療，共做了六次，沒有電療，後來定期追蹤了大約半年左右，在指數都正常下停藥。

其實自己本身不是癌症患者時，根本無法想像癌症患者的心情，當年我也只是懵懵懂懂的去照顧梨華，等到自己發病時，才真正體會癌症患者的心境。

所以，如果問我，當初是什麼原因讓梨華最終能夠戰勝癌症？我會說：「最重要還是她自己吧！」如果當年她沒有這麼堅強、樂觀的人格特質，我想沒有任何人可以幫得了她！她今天要怎麼走完她自己的人生，最主要還是靠她自己的意志力，以及樂觀的心態，所以當癌症發生在我身上時，我也是這樣面對的。因此，想想自己之所以能夠康復得這麼快，還真要感謝梨華一路走來，那一段深刻的抗癌歷程，啟發了我們周圍這些姐妹們，對癌症防治的重新認識與抗癌的意志。我願意在抗癌的路上，繼續跟她並肩作戰，樂於分享有價值的抗癌人生觀。

情緒要有宣洩出口，甩開「創傷症候群」

罹癌和另一半背叛的雙重打擊，全靠姐妹淘的互相勉勵走過來。

在我的抗癌歷程中，有一個人的角色也很特殊，她也曾是我在雅芳的同事——陳惠容。惠容比我早進雅芳，但當我進去當區經理沒多久她就離開公司了。離開雅芳區經理的工作之後，惠容轉而從事她最喜愛的美容工作並兼做保險，我的保單就是向她買的。她是一個難得能跟我交心、暢所欲言的好姐妹，每當我遇到瓶頸、情緒低潮時，自然都會想到找她談天，適度放鬆心裡的壓力，而且她還是第一個幫助我發現罹患癌症的貴人。那時，她一聽到我常常解便出血，心裡便一陣狐疑，於是告知有位朋友也是因為這樣而得到直腸癌，要我盡快上醫院檢查。如果不是她的催促，我可能會拖更久，等我自己想到要進醫院檢查時，恐怕已經是癌症最末期，回天乏術了！

在業務工作上，因為壓力大，多少都會有一些抱怨，尤其女人的是是非非特別多，所以，我們會成為莫逆之交不是沒有原因的。

癌症的發現除了自我的警覺很重要之外，當身體有異狀的警訊時，別鴕鳥，也別找藉口了，盡快上醫院檢查吧！

第一，因為我們有共同的話題，不論是工作、夫妻、親子、婆媳……等問題，我們都可以聊得十分投機，反而和老公沒有什麼共同話題可聊。

第二，她是美容老師，會做美容和油壓，有時身體不舒服就到她那邊做一下油壓，真的可以釋放一下壓力，因此在這過程中，就會聊起天來，而且無所不談。

第三，因為那時候她已經離婚且又恢復單身一段時間了，所以比較有時間跟我盡情暢談，而且當時羅姐的家庭和事業也都還在打拼中，若隨時隨地打電話找她聊這些，有時是比較不方便的。惠容則比較自由，也比較活潑，有些地方，個性跟我蠻相似，又不拘小節，有時還會耍耍寶，看我心情不佳時就會說：「**唉呀！我帶你出去玩玩，去唱唱歌、去跳跳舞啦！**」而羅姐她們是上班族，她先生又是老師，生活起居較規律，所以這兩個姐妹淘跟我的相處，剛好可以形成互補。

第四，在我發病之前，惠容和我們家人就已經有點熟了，有時我和老公吵架，就會打電話向她訴苦，她就幫我打電話唸我老公，既無視我老公責罵她，也不怕得罪他，等哇啦哇啦地罵了一通，才告訴我：「**我替你罵完了！**」尤其到後來，先生在我發病不到半年就感情出軌，她更是成為我日後情緒宣洩的重要出口處。

說實在的，在我生病那段時間，我的心情起伏不定，跟今日的開朗完全不可同日而語。所以，當時碰到心情惡劣或想要放輕鬆時，就會想到陳惠容姐妹。又因為她已經離開雅芳，跟她講一些工作上的私密話，也比較不怕得罪人；此外，有時候我在抱怨或氣老公時，她總是能為我仗義執言，耐心傾聽我的痛、我的苦，甚至還拍桌嗆聲說：「交給我，我去痛罵他一頓。」我先生有時即使對她很生氣，覺得很受不了，但都還是對她沒輒！

也許就是因為跟惠容姐可以談心，所以在我病情一度急轉直下，曾經癌痛到自覺可能不久人世時，為了小孩子往後的日子著想，我甚至跟她說：「假如我最後還是無法治癒癌症而撒手人寰，拜託妳，**我老公和小孩以後都要交給你照顧了！」**抱著即使要幫小孩找一個後母，也要找到我能託付、信得過的人。但就我對她的瞭解，即使已恢復單身，我認為她也不會想和我那樣的老公在一起吧！她可能會認為他太幼稚、太自私了，凡事只為自己著想！

回想二十年前的往事，有些事至今依然歷歷在目。得到癌症已經是夠痛苦了，再加上另一半背叛的煎熬，那種雙重打擊實在難以言喻。我想，女性朋友可能比較能體會我那時期的情緒波動，其實是非常、非常劇烈的！曾經，我在情緒最惡劣，萬念俱灰的當下，一度想要跳海了結一切塵緣，但是最終都被惠容姐給勸下來了。

真的，人生總有許多無可奈何的時候，借用「生命總會為自己找到出口」這句現在時下常聽到的話，當一個人心情怒海波濤澎湃洶湧到無法自已，不知道該怎麼解決問題，並陷入左右為難的境地時，請想一想**身邊還有誰可以幫助你走出糾結？有誰可以讓你宣洩負面的情緒？有誰可以傾聽你的無助和吶**

想方設法尋找資源讓自己擺脫人生的逆流，千萬不要陷入「創傷症候群」這無法自拔的漩渦中。

喊……？總之，一定要想方設法讓自己走出去，千萬不要陷入「創傷症候群」這無法自拔的漩渦中，這是我的切身之痛的覺悟！

生重病的人，內心其實都很惶恐不安，也會變得比較敏感

專訪當年姐妹淘——陳惠容【2010/08/11 採訪】

鄭姐在還沒生病之前就是個喜歡趴趴走、精力旺盛的人，她的個性比較大剌剌的，脾氣來得快去得也快，而我看起來雖然比較不會生氣，但卻比她容易鑽牛角尖，表面上不跟人家生氣，但自己會悶在心裡難過，所以我是比較容易得內傷的那種人。

我們曾經在雅芳共事過，後來我出了一些狀況，就離職了。雅芳的工作環境其實壓力很大，它是美商公司，完全是看業績的，每個月當老闆在台上公布數字的時候，我們在台下整個神經就繃得很緊。

雅芳是屬於單層次傳銷，沒有實際店鋪，所以都靠雅芳小姐賣商品，經理只是招募人員進來

銷售公司產品，招募就要輔導，和他們做朋友，每位區經理以下就有三百到四百個雅芳小姐，而他們當月賣出去的全部產品就是妳當月的業績，所以區經理必須要無微不至的照顧所屬的雅芳小姐，不只是業務上的，甚至家裡的事都要幫忙，比方說，常常會在半夜接到屬下的電話，說我老公怎麼了、小孩怎麼了，或者半夜無端被老公家暴，都要盡量去關心，要像媽媽或革命伙伴一樣的噓寒問暖……。這些都是區經理必須承擔的，可知壓力有多重。

我們有時也要囤貨，以應不時之需，那時候一個人要應付三百到四百個人，真的是非常可觀！每天電話響個不停，隨時都在接聽電話，深怕電話沒接到會LOST掉什麼的，神經真的繃得很緊。還有，雅芳最可怕的是同事之間的競爭，我們是分責任區做業績的，當時高雄劃分成十個責任範圍區，各做各的，但我那時常被扯後腿。例如，明明是我這區的雅芳小姐，結果卻在另一區的區經理那裡訂貨（被挖角了），惡性挖角奪取業績成了常態，往往不夠機靈，背後就會被捅一刀而不自知。就在我工作不順利、挫折感很重的時候，鄭姐經常幫我加油打氣，那時候她真的幫我很多忙，實在是一位古道熱腸的好朋友。

離開雅芳之後，我改做美容事業兼做保險工作，所以就介紹她購買保單，不管我在哪裡做，她一定是我的忠實客戶，我們倆也無所不談。記得以前在銷售防癌保險，自從她簽了癌症險保單之後，每次來我這裡做臉時，她那「破格嘴」（烏鴉嘴）就故意開玩笑說：「惠容啊！我可以得癌症了嗎？」我說：「還不行、還不行，還沒有滿三個月啦！」最後一次再提起時，她又無厘頭問起同樣的問題，我說：「可以了啦！滿三個月就可以理賠了。」諷刺的是，這樣無厘頭的對話，日後竟一語成讖！

記得有一次她來我這裡做油壓，紓解紓解工作的壓力，在聊天中，我不知怎的突然提到一位朋友不幸得了直腸癌，而且嚴重到要辭掉工作，必須在家休養的事。

她突然好奇問道：「那直腸癌究竟是怎麼一回事呢？」

我說：「就是大便出血啊！而且連續一個月都出血喔！」

她大聲叫說：「怎麼最近好一段時間我也是這樣呢！」

我非常驚訝地問著：「什麼！妳也有這種狀況！那你大便出血是什麼顏色？」

她答說：「深色。」

我說：「那就糟糕了。」若是鮮血，應該只是痔瘡而已，但若是深色的血，就可能是腸子內部有問題了啊！當時，真的是暗自為她捏了一把冷汗。

當周遭的家人與親朋好友身體有異狀時，必要的警覺性及適時的關懷提醒，都會有助於逆轉他們生命中的危機。

就因為那次的聊天，隔天我火速陪她去醫院做檢查，不到三天結果就出來了，要離開醫院之前，她在電話中用低沉而頹喪的語氣對我說：「惠容，真的是直腸癌耶！怎麼辦呢？」我一聽，腦中頓時一片空白，但我馬上安慰她說：「人生就是這樣子，但我們要活得精采，不要……」話沒講完，她立刻回了我一句：「哼！妳講得倒輕鬆，得到癌症的人又不是妳！」我沒將她的壞口氣放在心上，因為在那個年代裡，得癌症就像是判了死刑那樣的天大震撼呀！

接下來，就是一連串的痛苦治療，三不五時經常要往醫院跑，當時她面對癌症一連串艱苦療程的情景，以及孱弱卻勇敢的身影，深深烙於我的腦海，格外令人感動！我記得第一次她出院時，剛好遇到父親節，當時我去探望她，她有氣無力的對我說：「如果我走了，我要先幫我老公安頓好。」這就是鄭姐，她都已經病成那樣，還是這麼設身處地為另一半著想！她老公真是個好命的人，老婆能幹，家裡什麼事都不用他操心，幾乎把他寵成「囡仔性」（孩子氣）！有次她跟先生一起來我們家，我幫鄭姐做臉，他先生就在旁邊等，可能是感冒的關係，他在一旁咳嗽著，然後突然說：「梨華，說不定我會比你還早死呢！」我立刻瞪他一眼。後來一起吃飯時，他先生可能因為感冒吃不太下，而得到癌症、正在做化療的鄭姐其實食慾還更差，但她卻反過頭來安慰老公：「老公你吃兩碗，我吃一碗給你看。」一個罹患癌症的人，反而去安慰一個感冒的人……

說實在，鄭姐那時候過得並不快樂，他們能熬過那段日子，真的是不容易！家人的關懷真的很重要！起碼，他先生在鄭姐一開始發病的那段日子，也曾細心的陪伴她，真的很難得。其實住院那段期間還不是最難熬的，出院之後固定的療程，如化療、放療等等，才是痛苦的開始，因為她連續開了三次刀，第一次是腦部開刀，所以現在有一邊的眉毛不能動，直腸癌隔半年又擴散開來，因而肛門總共動了兩次手術。又因為無法久坐，所以都要買游泳圈來墊著坐，每天晚上還得自己拿著鏡子擦藥。我問她，「為什麼不讓老公幫妳擦？」她表示不想讓老公看到自己這個樣子。此外，傷口在癒合時期很痛，那是非常難熬的階段，但她都自己面對、自己承擔。

一路走來，她的心情一定很複雜，記得剛發病的時候她覺得老公對她很好，鄭姐很感動的在第一次出院時說：「我這輩子這樣就足夠了，即使我真的走了，有老公這樣的陪伴也就沒什麼遺憾了！」但鄭姐做夢也沒有想到，最後老公竟然在她生病後半期背著她去找外面的女人。

在這些過程中，一個女人就算再怎麼堅強，也還是有不為人知脆弱的一面。在我眼裡，當時的她其實是相當脆弱的，因為得到重病的人，內心其實都很惶恐不安，也變得比較敏感。

在她老公剛發生外遇的那一段期間，記得有一天半夜，她突然打電話給我說：「我不想活了，我要去跳海，我死給他看，讓他一輩子良心不安！」我一聽完電話之後，馬上和她妹妹半夜開著車衝到西子灣去，好不容易才找到她，看她在車上一把鼻涕一把眼淚的，忍不住抱著她跟著一起放聲大哭，為了平復她的心情，我只好試著講話激她：「誰理妳啊！妳看那個香港名人的老婆才剛死，老公就馬上和外遇對象結婚。妳跳啊！妳跳啊！他明天就結婚給妳看！」也許一時的激將法奏了效，她也沒那麼衝動了！我們一直等到她心情較為平靜時才她帶回家，她那時候的內心真的是很脆弱又無助，就像小綿羊一樣。就這樣，在半夜被她嚇到的次數不止一次，有一次半夜打電話來哭訴，說想報復，還好沒有真正採取行動。

其實，一開始她也沒有想不開的念頭，因為她一直是個果斷的人，不太需要人家安慰她，但經歷這些難熬的過程，心中難免有些失落，需要有適當的出口可以讓她發洩積壓的情緒——老實說，本來每個人都會需要一個可以放心傾訴或傾聽的對象，這時候，我就發覺了自己角色的重要性，我很會耍寶，常講冷笑話逗她笑，也常常去她家幫忙或照顧小孩，因為，我們兩個人的感情如同姐妹，甚至比姐妹還要親。

值得一提的是，在治療的後期，鄭姐因為接觸陳明豐醫師的「中西醫整合療法」，竟然讓病情奇蹟似的好轉。記得當時她的病情嚴重到幾乎是要被抬著走路的，存著死馬當活馬醫的心態，接受包括中醫及保健食品的輔助治療，結果就這樣起死回生，而且還活得比別人更健康、更有鬥志，各方面還都這麼有成就；也因為她的樂觀、她的親和力，讓人看不出她曾經走過這麼一段辛酸的抗癌路程。在走過那一段人生的黑暗期後，她開始將自己一路的抗癌經驗分享周遭的癌症朋友——在她還沒參加「高雄市抗癌服務協會」時，就已經開始這樣做了。鄭姐常鼓勵癌症朋友不要害怕，告訴癌症朋友的家人應該如何幫助生病的親人，無形之中幫助了很多人；雖然很辛苦，但也因此認識很多癌症朋友，我想她的心情應該是喜樂的。

健康食品只能作為輔助作用，它還涉及吃什麼？防什麼？劑量夠不夠等問題，病患如有必要服用保健食品，最好先與主治醫生討論是否適用為佳，不要盲從。原則上還是鼓勵多攝取自然的食材，不要忽略健康均衡飲食的重要性。

後來因緣際會，她開始創業投入經營健康食品的事業，以她親身的經驗為保健食品代言，因為覺得快樂而且又能助人，所以她就這樣一頭栽了進去，漸漸地把生活重心放在這個事業上，也因此為自己的人生找到另一個很重要的出口。

從生病到現在，這些年來，鄭姐每天早上起來都要灌腸，必須躺在床上一個多小時（因為現在不能從肛門解便，都是從「造口」出來，每天還要帶一個袋子在身邊，預防拉肚子）。在那一個鐘頭裡，她強迫自己閱讀各方面的書籍，做了很多功課，瞭解哪些東西不要吃，哪些東西要多吃，才能對自己的健康有益。除了對她的復原有很大的幫助外，現在的她可是愈來愈有書卷氣息，還可以到處演講上課呢！

至於這些年來，其實鄭姐的家人和許多身邊的朋友都跟我一樣，相當關心她跟先生之間的婚姻問題。

以一般人的眼光來看，他們這一對夫妻的婚姻應該是有名無實了，可是為什麼還可以維繫到現在？原因應該是他們之間個性上的「互補」吧！女方比較有主導性，而男方因為個性的關係，真要離婚，他還不一定敢如此呢！他還是很怕老婆的。他們之間的相處模式，就是我需要你，你也需要我，但是一個就是不夠溫柔、不夠體貼，另一個又有如囡仔的脾氣，要人家哄——但感情的事就是這麼難以理解呀！

我覺得就像其他夫妻一樣，他們兩個人相處這麼多年下來，自自然然就會發展出一定的互動模式，而且也已經習慣這種模式了；換另一種角度來看，也可以說是「一物剋一物」：她老公的性子，我們都戲稱那叫做「死人個性」！鄭姐也是兇一兇之後，就隨他去外面「自由」了，並不會追著一定要個沒完沒了的！

所以說，夫妻之間的事真的很難講，他們為什麼能夠相處那麼久，這個問題，我還真是搞不清楚。也許，這就是兩個人彼此都互相需要吧！

鄭姐最後終究沒有跟她先生離婚，可能就像她說的：因為已經將他昇華為「家人」而非「情人」（另一半）了！這種複雜的心情故事，恐怕不是一般人可以理解的吧！就像她當初為了先生的事氣到不行時，往往都會來找我聊心事，但等她心情變好了，我們卻不知道，以為她還在情緒中。人啊！就算再怎麼好，也不可能完全了解一個人的內心世界，所以說，夫妻之間有時候就像是「相欠債」，他們也許就是這樣的一對啦！

至於鄭姐最後為何可以戰勝癌症，我覺得主要還是跟她本身的個性有關。

她是個女強人，不管有多麼痛，都可以咬牙忍下來。此外，家人給她的關愛、周遭朋友的鼓勵、妹妹麗英長期的陪伴照顧，還有還有，孩子們給她的支持與陪伴……，這些都是她能康復的重要因素。再者，接受陳醫師的「中西醫整合療法」，也讓她恢復得比預期更快了，漸漸地，她從以前瘦巴巴、滿臉是斑的模樣，如今不但皮膚變漂亮了，講話丹田也很有力，這樣的改變讓她活得更有信心、更有動力。

這些年來，我也常跟周遭罹患癌症的親友分享她的例子，還是要先有正確的醫療步驟，再配合正確的輔助療法，可以大大提高癌症治癒率，而且最後我都一定會補充：最重要的還是抗癌人本身要有積極樂觀的態度，那才是戰勝漫長抗癌之路的最後保證。

Part 3

我真的活下來了！這樣做甩掉癌細胞——20年抗癌路的回顧&前瞻

感謝老天、感謝所有幫過我的人，當然還有自己～哈哈！讓我從癌症的死亡威脅下重獲新生——癌症不是絕症，但你一定要知道如何與他奮戰（甚至是共存）。

走過20年的抗癌路，現在我可以大聲說：我是癌症過來人了！我想，每個人的抗癌經驗都不一樣，我在此分享自己的成功經驗，希望可以讓大家做個參考！

把握最重要的黃金治療時間

正確的抗癌知識與自我內在調整能力決定抗癌成敗。

從民國八十年五月底第一次開刀開始，八月檢查之後又再度復發，接著同時做放療和化療。這段時間，我整個人亂無頭緒，像隻無頭蒼蠅一樣，無論醫師或親友說什麼，我就聽什麼；尤其是十一月中旬放療結束後，癌痛加劇，原本只是一顆花生米般大小的腫瘤，沒多久就擴散如花生糖般的糊成一片。不過，即使每天照表操課服用那些祕方草藥，病情依舊無任何起色，癌細胞依舊迅速轉移，惡化到接近末期，以至於必須再度接受積極的治療，我也很認命地在八十一年二月又接受了恐怖的第二次開刀。一直到開完刀後，因為兩本書的啟發，以及因緣際會認識陳明豐醫師，我才慢慢改變整個抗癌的治療方向和方式。

比方說，森下敬一博士提出「自然療法」，建議盡可能不吃白米飯，改多吃糙米，「一個癌症病人如果吃糙米飯，吃到能夠很下口的話，那就得救了！」這句話我有聽進去，所以當時我很認真地天天吃糙米飯，努力讓自己覺得愈吃愈美味，這種心理的療癒、轉念其實也相當重要。抗癌的前兩年，我極盡可能地遵循書裡面傳授的食療經驗，認真改變飲食；除了多吃糙米飯，也適當的攝取堅果類、綠花椰菜、當季水果……只要對身體有益的蔬果，通通列一張表備查食用。

此外，李豐博士集結她的抗癌經歷所體認到的「免疫療法」——利用提升自己的自體免疫力，發揮身體自癒能力的經驗談，可說是二十餘年來抗癌之路的顯學，不管是中醫漢方，或是有科學根據的健康食品、飲食療法，還有癌症病人面對巨大心理壓力極需的心靈療法……。

這些都與陳明豐醫師的中西醫整合療法不謀而合！

記得陳明豐醫師說過，「抗癌要成功，百分之五十靠良好的醫療成效，百分之五十要靠病人自己的努力。」二十年後的今天，我真的能深深體悟這個成功抗癌的至理。前者，百分之五十靠良好的醫療成效，這部分一定要充分把握抗癌的黃金時間——**發病後的前兩年決定治療成敗**；後者，百分之五十靠病人自己努力，這部分我從長期對抗癌症艱難的作戰中，椎心刺骨的領悟出：**唯有豐富自己的抗癌知識和建立充分的抗癌自信心，最終才能抗癌成功**。罹患癌症並不可怕，可怕的是抗癌觀念錯誤和無法釋懷的心情，才令人惋惜！

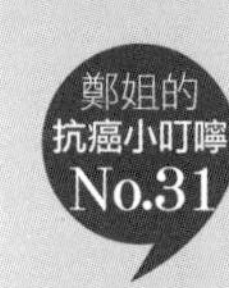

抗癌知識平時就要累積，若不幸真的得了癌症，更要加強抗癌知識的吸收與管理，將有益的資訊做分類整理，列表備查，除了有利自己做分析判斷之外，也可以提醒自己如何去做對健康有益的最佳選擇，進而加強自己抗癌的自信心。

其實所謂抗癌黃金治療時間，也是陳明豐醫師在診治我的病情時給我的概念。那時候，我開完第二次刀，自己覺得很失望，坦白說，當時下意識認定後面的療程沒得做了，不知道自己虛弱的身體還能撐多久，只覺得看不到治癒的希望，唯恐自己不久人世……。然而，皇天不負苦心人，在第二次開刀傷口不能癒合的當下，陳醫師的中西醫整合療法正好適時介入了——對一個癌症病人而言，能不能及時把握黃金治療期是非常重要的，更何況是形同病入膏肓的癌末病人，如果錯過了，恐怕日後會要花費更多的時間、金錢，以及更大的力氣來治療。就我的情況而言，連續開了兩次刀，先拿掉大的腫瘤，而剩下的小腫瘤，以常規醫學來說，就是要靠放療和化療。陳醫師說，這兩種治療對身體的元氣耗損極大，尤其化療比放療的傷害更嚴重，這時，病人的身體如果不適時的「扶正」調養，病體很容易因為缺乏足夠的抗病能力，而無法與癌細胞搏鬥，這可以從許許多多化療預後不佳的個案得到佐證。

後來陳醫師跟我說，我有一顆**不放棄治療的堅強決心和鬥志，不斷的尋找更好的醫療方法**，實在難能可貴，也幸好在第二次開完刀後的二到三個月左右，適時的運用中西醫「扶正」調養的輔助療法，再經過二至三年的調養時間，算是有掌握到重要的黃金治療時期，可說是不幸中的大幸。

抗癌要成功，百分之五十靠良好的醫療成效，百分之五十要靠病人自己的努力。充分把握發病後的前兩年抗癌黃金時間，並豐富自己的抗癌知識和建立充分的抗癌自信心，是成功抗癌的重要條件。

事後回想，倘若在民國八十年五月底、第一次開完刀之後，就能夠提早懂得「祛邪扶正」的抗癌之道，豈不是可以更早把握治療的黃金時間？也就不必經歷那一連串令人刻骨銘心、痛苦萬分的療程，以及到處尋訪密醫與祕方的無奈折騰！這一切正好說明一個重要的道理：病人若能了解更多抗癌的知識、觀念，就不會像個無頭蒼蠅一般慌忙無措、亂投醫了。因為正確的抗癌知識和樂觀積極的態度，與正統醫療的成效，兩者絕對是相加相乘的效果，甚至還可決定黃金治療時間抗癌的成敗。

當年陳醫師有一次在為我看診時，曾經特別提到一個案例：在日本有一些醫界專家認為，人體在面對病毒引起的疾病時，如果**使用過多的抗生素或太多的藥物治療，反而可能有加深病體被毒害之虞**，如果能夠靠病患自己本身免疫力的調節，慢慢強化人體自身的免疫力來抗病，進而戰勝疾病，那才是釜底抽薪之計。而這樣的觀念，在日本也慢慢被運用於癌症的治療，即藉由免疫療法提升自我免疫力，來防衛癌細胞的危害，這正是一、二十年來，讓我慢慢擺脫癌症噩夢一個非常核心的抗癌領悟。

二十年前，經過手術、化療、放療之後，也經常出現胃腸不適、眩暈、噁心、嘔吐、掉髮等副作用，而療程中常出現口腔潰瘍、便祕、腹瀉、嘴巴破皮、難以進食等狀況，以及末期患者常常出現的體重減輕、精神萎靡、身體虛弱等不適症與癌痛問題，我都親身體驗過。如今回想起來，這些不適症狀的產生，其實多半導因於免疫功能遭到破壞，使身體的免疫力全面衰退，進而影響與癌症對抗的能力，最終導致癌症患者蒙受難以承受的痛苦與無助。

現在已有愈來愈多人了解，長期的化療或放射線治療，縱使體內的癌細胞被大量殺滅或者腫瘤被縮小，也會因強烈的副作用，而連帶損害到全身正常的細胞組織，使得人體的造血功能（貧血，紅血球、白血球、血小板數量減少不足）、消化系統漸趨衰退（食慾不振、消化不良）。此皆肇因於免疫功能遭到破壞，使得人體抵抗力驟減、體力虛弱，而容易感染其他併發症，如肺炎、敗血症等。這時，不妨一面接受西醫的傳統療法，另一方面則尋求可提升人體免疫力的輔助性療法，雙管齊下。

我曾經看過一份醫訊報導提到，西方研究癌症的許多專家一致認為：**免疫力等於抗癌力**。因此，從日常生活當中，增強個人免疫力可說是防治癌症之鑰。近幾年來，時常看到許多臨床醫學研究報告指出：在人體免疫功能反應的過程中，若能提高Ｂ－淋巴細胞、Ｔ－淋巴細胞及ＮＫ－天然殺手細胞的功能與數量，就可大大提高人體的抗病能力和免疫力（癌症輔助性治療，可強化免疫機制，也就是活化巨噬細胞，及提升攻擊癌細胞的淋巴球，如Ｔ－淋巴細胞、ＮＫ－天然殺手細胞等的活力，達到補充體力、恢復元氣，增強與癌細胞的作戰能力）。

所以，理論上來講，如果能提高ＮＫ－細胞及Ｔ－細胞到足夠的量，是不是就可以殺死腫瘤細胞，治療癌症了呢？不一定！難就難在這裡：人體的免疫功能機制非常奧妙與複雜，某些免疫療法用在某些人的身上也許有效，但用在其他人身上就不見得有效，這也正是醫學專家不斷揮汗努力，要向前突破改進的重大目標。因此常聽到有人開玩笑地說，只要誰能成功研發治癒癌症的藥物，就可以榮獲諾貝爾醫學獎！這其中點出了一個抗癌的瓶頸，那就是如何加強自己的自體免疫力，最終提升病體的自癒能力。從許多醫學專家或報章雜誌都提到，要提升免疫力，除了中西醫的正統治療外，還包括：正確及均衡的飲食、保持開朗的心情、適當的運動習慣、正當的休閒活動、適宜的精神和心靈寄託……。

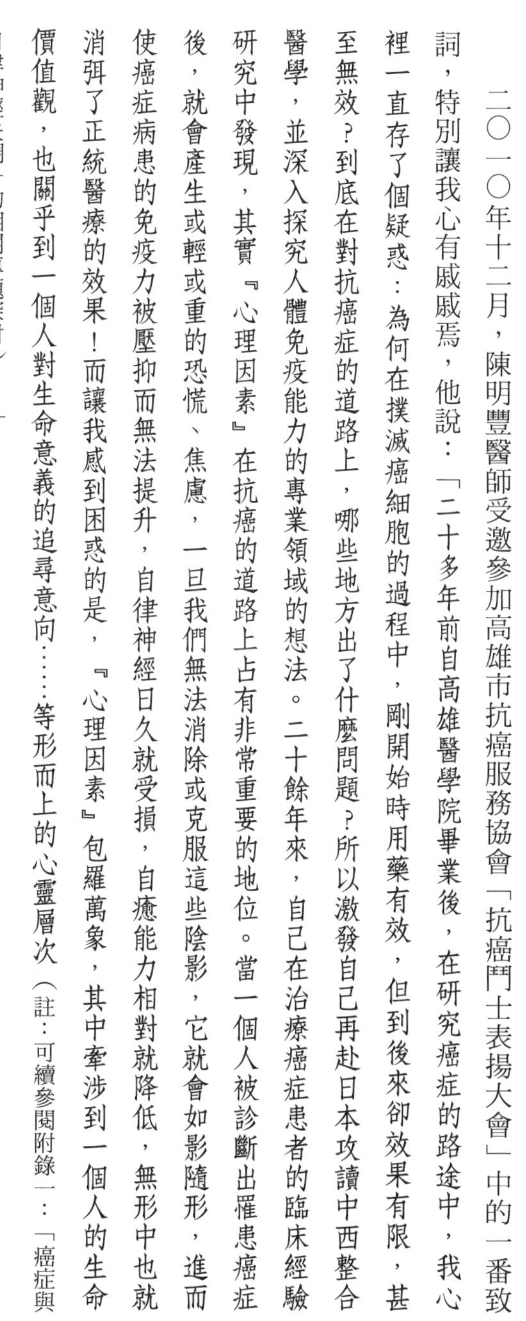

二〇一〇年十二月，陳明豐醫師受邀參加高雄市抗癌服務協會「抗癌鬥士表揚大會」中的一番致詞，特別讓我心有戚戚焉，他說：「二十多年前自高雄醫學院畢業後，在研究癌症的路途中，我心裡一直存了個疑惑：為何在撲滅癌細胞的過程中，剛開始時用藥有效，但到後來卻效果有限，甚至無效？到底在對抗癌症的道路上，哪些地方出了什麼問題？所以激發自己再赴日本攻讀中西整合醫學，並深入探究人體免疫能力的專業領域的想法。二十餘年來，自己在治療癌症患者的臨床經驗研究中發現，其實『心理因素』在抗癌的道路上占有非常重要的地位。當一個人被診斷出罹患癌症後，就會產生或輕或重的恐慌、焦慮，一旦我們無法消除或克服這些陰影，它就會如影隨形，進而使癌症病患的免疫力被壓抑而無法提升，自律神經日久就受損，自癒能力相對就降低，無形中也就消弭了正統醫療的效果！而讓我感到困惑的是，『心理因素』包羅萬象，其中牽涉到一個人的生命價值觀，也關乎到一個人對生命意義的追尋意向……等形而上的心靈層次（註：可續參閱附錄一：「癌症與自律神經失調」的相關專題探討）。」

鄭姐的抗癌小叮嚀 No.33

免疫力等於抗癌力。抗癌除了正統的治療之外，正確及均衡的飲食、保持開朗的心情、適當的運動習慣、正當的休閒活動、適宜的精神和心靈寄託……從這些日常生活當中的保健做起，來強化個人免疫力，進而戰勝疾病。

二十年來，我從自己和許多癌症病患身上看到，抗癌這條路確實是一條非常艱辛、孤獨的道路。所以我認為，除了病人自己的努力外，其實家屬和親友的關心、照顧和支持也相當重要，否則一個人真的很難孤獨的走下去！也因為走過這條路，所以這些年來，每當跟我一樣患有癌症的朋友打電話來，詢問我是怎樣治療以及如何走過來的時候，我都會跟他（她）們說：「抗癌這條路是一段很痛、很苦、又很長的一條路。痛是怎麼痛？身體痛、心理痛；苦是哪裡苦？心靈苦、負擔重的苦；很長，有多長？但看你的症狀輕重而定，看你要花多久的時間把這個痛、這個苦解決掉！」通常我都會跟他（她）們建議兩年的時間，這兩年的時間要盡你自己最大的力量來對抗癌症！什麼事情都不要去胡思亂想，唯一的工作就是想辦法讓自己戰勝癌症、讓自己好起來，像是配合醫師做治療、改變飲食作息、吸收癌症防治的資訊、參加病友團體以了解抗癌之道……，中心思維就是集中力量與癌症做殊死戰。

此外，我會告訴病友及家屬一定要做好生命重建的心理建設，所以，讓癌症病人了解真實病況是非常重要的事——唯有了解真實情況，才能知道下一步該怎麼走；因為自己知道病情到了什麼程度，才能跟家屬一起面對下一步的治療，共同研商如何配合傳統或輔助性的治療。如果腫瘤已經演變到第三或第四期了，只用傳統療法恐怕是不足的，這個時候，我通常會建議使用「自然療法」——我所謂的「自然療法」，是指在積極的態度中順其自然就好，不需要太刻意！例如改變飲食這一部分，首先我就把以前愛亂吃垃圾食物，甚至飲食過量的習慣先徹底改掉，因為「**病從口入**」。記得生病那段時間，我看了很多癌症防治與保健類的叢書，從書本裡看到很多面對癌症適合吃什麼樣食物，對我才有幫助的經驗談，我就盡量在生活上做這樣的改變。

要婉轉的讓癌症病人知道得了癌症的事實，也讓其了解真實的病況——唯有病人了解真實情況，才能知道下一步該怎麼走，並盡快研商如何治療的方法。

為什麼我會建議做「自然療法」？抗癌需要吃很特別的東西嗎？不一定！比如現在很流行吃「有機食品」或「生機飲食」，但是如果你沒有那樣的環境、沒有那樣的時間，你有辦法吃嗎？沒辦法嘛！第一，自己或家人可能上班不方便，而時間的不便，往往就是無法持之以恆執行的主因；第二，吃這些東西通常價值不菲，給人的印象就是「貴」，要多花幾成的價錢來購買，日積月累就是一筆大錢。所以我覺得只要選擇無毒、無污染、無害者，並避免食用可能致癌的食物，其實就行了。例如，現在政府或坊間大力推行的**「天天五蔬果」或「天天七蔬果」就是最自然、最便利、最健康的飲食之道**。

這使我想起一位癌友李女士，多年前她身上有兩種癌症，為了治療癌症她甚至去種菜、吃牧草、吃有機食物，讓自己完全放空，那是因為她沒有任何負擔，家境允許她這樣做。但像我這種當時才三十幾歲的癌症病人，必須撫養三個年幼的小孩，還有繁重的工作，如何有時間可以長期做「有機食品」或「生機飲食」？所以我都會建議朋友，一定要衡量自己的現實狀況。

記得生病那二到三年，我都遵循書裡談的：多吃蔬果類、堅果類的新鮮食物；肉類則比較少吃，若擔心缺少蛋白質，就從魚類來攝取；添加物或加工食物也是盡量避免。以前早餐是奶茶、三明治，這些東西裡面有很多的油脂，後來就變成一杯熱熱的綠茶、一個水果、一個全麥麵包，這些則是簡單、營養而且又容易做到的餐點，如果再不足，我就會補充一點健康食品。其實我也不諱言，當初之所以能夠在二次手術後，使癌症病情恢復得很好，有一部分原因還真要感謝陳醫師，推薦一些從日本帶回來天然萃取的保健食品給我，來補充身體無法從食物中攝取到的營養。

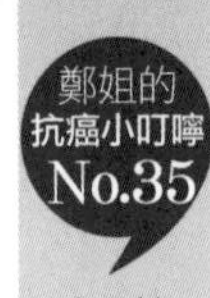

抗癌者更要注重正確及均衡的飲食，多吃新鮮蔬果類、堅果類的食物。添加物或加工食物盡量少吃，多選擇無毒、無污染、無害，並避免可能致癌的食物。

老實說，我認為時間和金錢，確實是抗癌成敗與否兩個很大的要件，如果能夠克服這兩個要件，確實會帶給癌症病人莫大的後盾。以我的經驗，抗癌除了一定要抓住黃金治療的兩年時間之外，為了戰勝癌症，有時必須強迫自己在特殊時期做一些對病情有幫助的調整及變通。比如：曾經有癌友問我，「適當的輔助療法真的需要嗎？」我表示這沒有絕對的答案，如果因為病情需要、又有功效，那麼，即使必須花費一些積蓄也是值得一試的，不是嗎？

我的觀點是，與其一個月花三千到五千元吃一些聽來的補品或貴重食物，為什麼不集中火力吃一些有科學實證，又經過醫師認可的抗癌藥品或保健食品呢！好的輔助療法究竟對你有沒有幫助，三個月的時間其實就可以看到徵候了；如果沒有幫助，三個月之後，你可以再轉換其他的方式，不要傻傻的不知變通，治療癌症是必須講究實證醫學的。

我經常做一個比喻，治療癌症就好像是在爬樓梯一樣，假設在目前的階段，所使用的輔助療法加上西醫的正統療法，如果一至三個月的時間（甚至一個月）內癌症指數沒有繼續往上升，也覺得體力一個月、二個月、三個月都能維持得住，沒有變得比較虛弱，癌細胞也沒有擴散的情形，就表示這個輔助療法對你是有效的。那麼六個月、九個月、一年繼持續下去，抗癌就很有希望，如果兩年內都可以維持得很好，表示一切漸入佳境。反之，如果那三個月期間，病情一直在溜滑梯，癌症指數依然竄高，那就表示方法不對，必須盡快調整正在進行的輔助療法——我通常都會給予癌症病友這樣的一個概念。所以說，**時間**和**金錢**這兩個要件是很重要的！幸好現在的人對購買「醫療險」和「癌症險」已相對重視，有健保和商業保險這兩道防線，無疑給癌症病人提供了相當大的經濟後盾和保障。

具備了時間和金錢這兩個要件後，第三個就剩「**心態**」問題了。癌症病人若真的沒辦法克服上述兩個問題的話，就更需要強化自己抗癌的知識和心態的調整，例如，在抗癌前面的兩年關鍵期，我因為化療導致下半身的神經叢受到傷害，腳慢慢的萎縮，走路就像小兒麻痺一樣，幾乎無法多走五分鐘，有時還會摔一跤，弄得皮破血流，可是有誰可以體會我那兩、三年的痛苦？我真的是一步一腳印克服「心魔」走過來！也因為兩條腿經常都處在酸、麻、痛的境況，而且後面的幾年來都是如此！所以從那時起，我就愛上（而且是必須）腳底按摩，主要是它可以舒緩一下，並減輕腳部酸麻、疼痛的症狀。不過，因為走路很慢，造成我不論是在工作上或生活上都非常的不便，連出門或到郊外散心，都感到是一種奢侈！所以那時候我告訴自己，一定要改變這個人生的重大瓶頸。

因此，我決定給自己設定一個目標，並告訴自己要適當調整心念，其實，那也代表了當時我心中的一些慾望的反射，一種熱切的渴望：

1我不想坐以待斃：首要之務，就是讓自己可以多走幾步路，散步也好，就是要訓練自己可以走路久一點，我不想待在家裡坐以待斃。

2我不想一副病容：因為生病，我滿臉斑點，一副病懨懨的模樣，又因為化療的關係，使得眉毛幾乎都掉光了。可能是職業的關係，我出門一定會適度化妝，讓自己看起來清爽、有氣色，別人看到了也舒服怡悅。因此，每當要去長庚放射腫瘤科做例行性檢查時，我都會抹上口紅，畫點眉毛，衣服穿得整整齊齊，不讓自己看起來像個病人，甚至還搏得長庚醫護人員說我是「模範病人」的稱讚。

誰說得癌症就一定要一副「我是病人」的模樣，適當打扮自己，從外表讓自己打從心裡容光煥發起來，也是一種不錯的「自」療方式喔！

3我想逛街購物：因為逛街購物一直是我的一大喜好，也是我的欲望，所以，自八十一年下半年開始，當病情漸趨改善，我就有一股衝動，很想約妹妹陪我去百貨公司逛街、購物、吃些東西；半小時或一個小時都可以，想辦法讓自己心情愉快就是了！後來，我還藉著逛百貨公司測試自己可以走多久，事後證明這個辦法確實有助於病情。

4我想到戶外旅遊散心：出國旅遊是我的另一大愛好，記得抗癌滿兩年之際，大概是八十二年五月到六月左右，因為走路比較慢，所以妹妹特別陪我參加阿公阿嬤團到日本旅遊，沒想到跟阿公阿嬤團出去玩的感覺其實比一般旅行團更輕鬆。所以，在這趟快樂、自在的日本行回來之後，我更加篤定地告訴自己，下次一定還要再出國走走，而且心中還升起一股非常強烈的欲望：要遊遍世界各國，而要達到這個目標的最佳捷徑，就是要讓自己的癌症病情完全康復。

現在回想，在抗癌關鍵的那二到三年當中，我一直在調整自己的心態，去做一些有意義的治療，包括多看書、食療（徹底改變過去錯誤的飲食習慣）、多接觸人群（如參加抗癌支持性團體並交換抗癌經驗）、不放棄上班……。就是要走出去，不要把自己關起來，讓自己的心情放開，這樣不僅有助於減輕罹癌壓力，同時也可以增強抗癌復健的信心與技巧。

記得八十一至八十二年期間，因為我給自己設定兩年的時間專心治病，所以就把三個小孩子交給先生和婆婆帶，而這兩年我最重要的工作、功課，就是專心抗癌養病。因為我的工作有助理幫忙分擔，我的小孩有夫家幫忙照顧，我的生活起居有妹妹幫忙照料，可是我身體的病痛誰可以取代？所以除了醫生的治療是很重要的之外，現階段只有自己才是最重要！就像前陣子我看到李豐博士的新書《健康靠自己》的道理一樣，如果不能適時調整自己的心態、適當放鬆自己的腳步、適切改變自己的工作與生活形態，就容易被一些塵俗、雜事給羈絆住，而無法專心、放心養病。

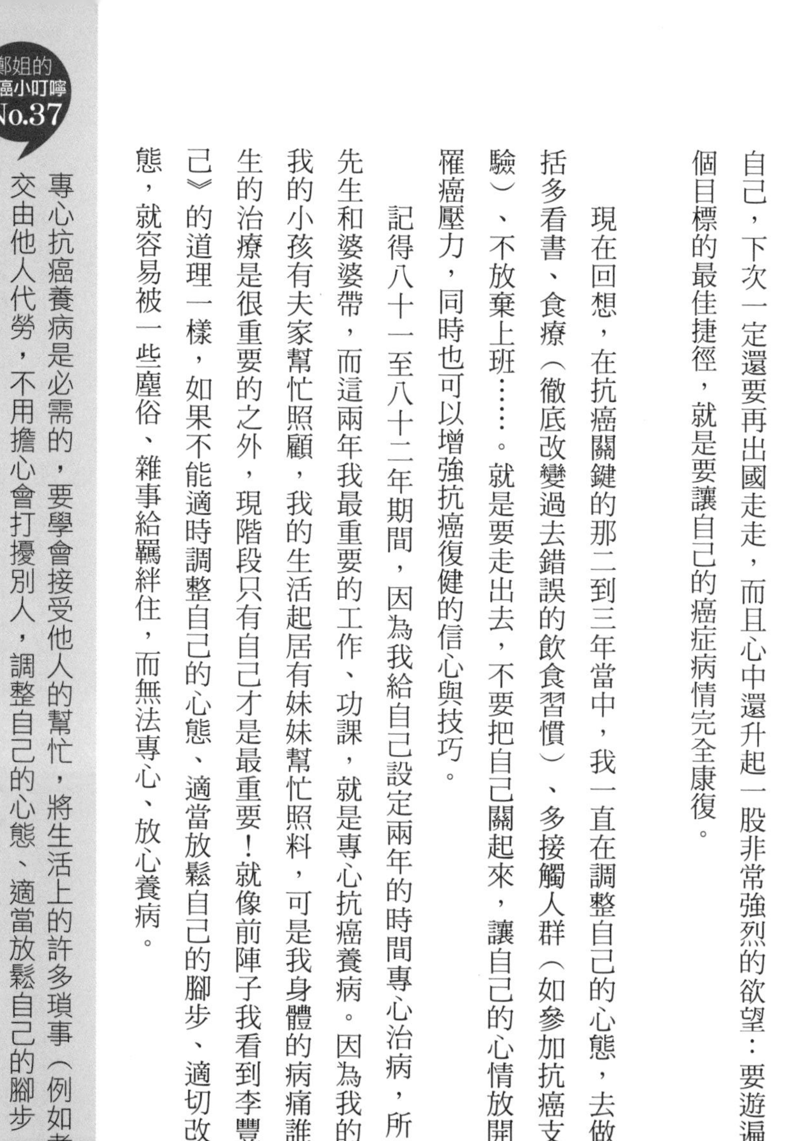

鄭姐的
抗癌小叮嚀
No.37

專心抗癌養病是必需的，要學會接受他人的幫忙，將生活上的許多瑣事（例如煮飯、洗衣、開車等）交由他人代勞，不用擔心會打擾別人，調整自己的心態、適當放鬆自己的腳步，現階段設法恢復健康才是最重要的！

到三年這個關鍵期，一旦此時能穩住病情，之後就是越過三到五年的存活期，五年之後就是拼七年，七年之後就是拼十年……。所以那時候，我給自己設定的目標就是：多活十年！

我永遠記得，在抗癌滿兩週年到日本黑部立山旅遊，當我到達山頂時，就跟神明祈禱：如果我能再多活十年，那該有多好……，因為再多活十年，我就能陪伴孩子一起念書、一起長大，可以回饋親恩、回饋當年照顧過我的生命貴人、回饋這個社會的溫情與溫馨、享受這個世間的美好與付出、熱烈擁抱生命的愛與被愛。

目標可以把人的需要轉變為動機，讓人朝著一定的方向努力。抗癌者依年齡、身體狀況及病情，治療目標也不同，建議治療癌症前最好要充分了解自己的狀況，並為自己設定可以達成的治療目標，全力以赴做有意義的治療，可減少遺憾的發生；此外治療目標也要視當時病況做適當的變通與調整。

沒想到，一轉眼我就已經抗癌屆滿二十週年，如今又多賺了十年，我內心充滿感恩與感謝，藉著出書的機會，把個人過去成功的抗癌經驗細細咀嚼與大家分享，如果能裨益為數眾多的抗癌人士與家屬，那將是我抗癌二十週年紀念最感恩的一件大事。

要放過自己，癌症才會放過你

把丈夫當成是生命中的第四個小孩，反而更能釋懷！

記得剛被醫生宣告罹患癌症的初期，我一直擔心如果自己死了，兒子戶口名簿上的母親欄位可能就要換人了，老公會再娶，兒子會叫這個女人新媽媽……諸如此類的問題。其實，這些都是未知數，但卻是許多年輕癌症患者的心情寫照！好幾個朋友一直鼓勵、安慰我：「當下治病抗癌最重要，千萬不要一直煩惱著年幼子女沒人照顧的問題，這樣只會讓妳更分心！」我要感謝這些曾經陪我、鼓勵我走過抗癌這段人生最黯淡時期的好朋友。

其實大部分的癌症病友，不論是在工作、婚姻、人際或經濟問題上，或多或少都有某些缺憾，只是他們不太願意明講罷了！那種獨自承受莫大心理壓力的痛楚，唯有同病相憐的人才能感同身受，才能體會這條路真的是很孤單、很辛苦。

因此，每當有任何癌友要我跟她分享抗癌的心路歷程時，我都會提醒她們做好兩個心理建設的準備，第一，癌症病友務必把握「黃金治療的兩年時間」，這兩年癌友要盡自己所有的力量來抗癌，並增強自身的抗病自癒能力。第二，就是我常對癌友說的：「要放過你自己，才可以放過別人……最後癌症才會放過你！」而放過自己，則包括很多層面，無論是在事業上、婚姻上、人際上……，都是。

比如，過去我是怎樣來維持我的家庭？放過我自己、放過我先生、也放下我的小孩，不要將壓力加諸在他們身上，也不必太擔心他們。**唯有真正的放下，才能安下心來徹底抗癌治病**，反之，恐怕只有將寶貴黃金治療期給蹉跎的遺憾了。

以我而言，當初癌症來襲，任何的支持對我都是很重要的，包括婆家、娘家的支援。然而，打從我結婚一開始，婆婆下意識就認為我是搶她兒子的人，結婚沒多久又遇公公過世，失去了老伴，讓婆婆對我的排斥更深，也許是傳統那種婆媳不合的問題，深深影響著她對待我的方式。婆媳、小姑問題，一直困擾著我在夫家的人際關係，因此在抗癌最初期、最需要先生一家人支持時，我卻得不到夫家的扶持，所以幾乎整個抗病過程，都是靠娘家默默在背後奧援，而婆家唯一幫我做的就是帶小孩。回顧過往，夫家的不支持，真的令人灰心至極，我甚至還會因此想不開，但是，即使如此也要放過自己、放過他們！自己要夠堅強，不必去追究，也不必去怨恨，愈是去追究、埋怨，愈是對自己造成更大的痛苦和負擔，愈無法獲得心靈的平靜和力量！

這個意念不容易做到，但是在抗癌最危險、最關鍵的初期，一直到身體漸漸復元的過程中，我始終都得面對先生感情出軌的心裡掙扎和人性的衝撞。這十至二十年來，我跟先生經歷了一連串吵吵鬧鬧、分分合合戲劇化的過程，從病發前面幾年的風暴不斷，到後來綁在同一個屋簷下無法離婚，以至今日的相安無事，得以維持一個讓人感覺和諧的家庭生活。

在這之中，很多朋友都不明白，為何當初我不慧劍斬情絲，結束這段婚姻？我也很少跟朋友透露太多心底的話，只有在跟癌症病友分享時，我總是不厭其煩，淡淡的重述一句話：**「要學會放過自己，你的生命才能重生！」**

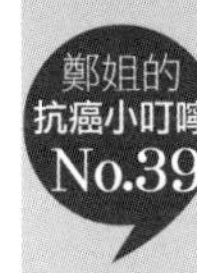

抗癌時期，理「心」和理「病」一樣重要。

曾經有一個醫生跟我這樣說過：「年紀輕如果得到癌症，又是三、四期的人，走的機會反而會比較快，因為愈年輕細胞愈活躍，相對癌細胞也同樣的活躍，存活率就會跟著受影響！」這句話究竟對不對？也許沒有百分之百的絕對，但對我卻有相當大的衝擊，也直接間接影響了我生病時和先生之間夫妻關係的互動。

其實，先生外遇事情發生之初，我也沒有很堅持一定要離婚，主要因為我是癌症病人，對於未來能否安然渡過兩年或五年而活下來，都是一大問號？當人生沒有把握有五年、十年的存活率時，就好像有一顆無形的死亡炸彈埋在體內，它什麼時候要爆發，都不得而知！所以，我跟孩子說，「你們爸爸現在還年輕，但因為媽媽有這個病，如果我先走了，等你們以後長大有男朋友、女朋友，各自都有家庭時，也不能放著爸爸做孤單老人，要不然，他就需要有另外一個『伴』來照顧他。或者你們可以保證，媽媽如果真的很早就走了，以後會有人願意陪一個老頭子一輩子？不一定有嘛！所以囉……」那時候我的小孩，兩個女兒，一個念國中，一個念小學，最小的兒子才四到五歲，念幼稚園。為了安撫他們的心理，我一開始就給他們這樣的概念，讓他們慢慢也能夠聽得進去，理解我跟先生感情的問題，以免孩子們會對他們的父親有怨恨。

其次，還有一個重要的理由，就是想給孩子一個有爸爸、有媽媽的完整家庭，這是我生病後期才有的想法。前面幾年，我總是會先設想，假設自己真的走了，也得讓小孩的爸爸有個伴，就是這樣替他著想的。這也是當初我生病時，面對一個被背叛的婚姻，所必須做出的抉擇或心理調適，老實說，還真的是一門大功課！總而言之，要嘛，就是乾乾脆脆結束婚姻，否則就是放過自己，放過他！不要讓自己一直陷在這個問題裡，讓它糾纏自己，最重要的是先讓自己活過來，不是嗎？

每個人婚後的另一半，影響自己的命運到底有多深，實在無法評估。我先生有一個優點，那就是心腸軟，又很孝順母親。我以前總這樣認為，一個孝順的人，心腸應該不至於壞到那裡去，但他是一個很奇特的人，個性很自我又很幼稚，他真的把我當成他倚靠的大樹，而不是成為一個讓我可以倚靠的男人，所以我就變得更辛苦了。很多事情，他認為對的就是對，也不管別人的想法如何，更認為我所有的付出、對他的好，全都是理所當然——這才讓人氣到快斷腦筋！不單是生病的那個時候，一直到現在也是如此，哈哈哈！這也是為什麼一幫好友都會說，「妳先生竟然比較依賴妳耶！」但人在生病的當時，總是希望身邊的伴侶能夠幫助妳、陪伴妳，可是先生那時不但無法幫我什麼，最多也只能幫忙帶小孩而已，甚至後來還帶給我很多心理上的困擾。

所以，假如碰到的另一半是這樣自私、自我又依賴的人，妳能怎麼辦？自己因為三十四歲就得到癌症，直到三十六歲，這將近兩、三年的時間都在跟病魔對抗，能夠活多久都是未知數！現在回想，還真的會拍額、輕歎當時自己想那麼多究竟是在做什麼！但是很多婦女，只要一想到自己已經生病，可能都快死了，為什麼另一半就是不能多體諒一點？為什麼還要做那種事來傷害自己？大多數的人都還是會容易想不開，因為這是女人的天性，而當人生病的時候，想法多半也負面居多。我也不是一開始就能將心態調整得很好，亦是經過一段長時間的心理衝擊和糾葛，才慢慢地走出來，才真正領悟出：唯有「放過自己、放過他」，心靈才得以救贖，生命才得以重生！

在台灣，很多女性通常都害怕得到乳癌、子宮頸癌、卵巢癌等這一類女性器官的癌症，一旦發生了，就深怕另一半會嫌棄，在面對另一半時，心理上的感覺可能就會因此變得比較自卑，尤其是年紀輕的女性，夫妻之間的性關係就會因而產生微妙的變化，甚至蒙上陰影。以我而言，我罹患的是直腸癌，開刀後肛門換成人工造口，造口讓我的日常作息變得很不方便，主要是因為要貼造口跟灌腸，最初幾年心裡有時會很懊惱和自卑，後來才慢慢能釋懷。接著又因為腫瘤復發，需要做放射治療及第二次手術，整個肛門切口跟會陰部，因為受到傷口不易癒合的影響，需要一段時日的休息，加上子宮頸纖維化、會陰部結疤變得有點硬硬的，自然也就不太想盡夫妻之間應盡的義務了。

而我的妹婿（本身也是醫師）當時也交待說：「未來這兩年妳要好好認真養病，最好要避免夫妻間激烈的性行為！」所以一開始的前兩年，我很認真地養病。可是我老公當時也很年輕，也需要有宣洩的管道！我的好朋友陳姐，就曾私下半開玩笑說：「啊！都不給人家用，人家當然去外面啦！」

另外一個原因可能是，既然覺得自己大病一場，就不能再像以前身體很好的時候，那般盡興於夫妻間的事，對我而言那是不完美的，也就心生排斥。但先生忍不住的時候，我也曾認真的想克服配合，甚至詢問過當時南部權威婦產科簡婉儀醫師，她說：「可以啊！為什麼不？」

我說：「心理排斥，也怕痛。」

簡醫師說：「習慣就好了，可以想辦法輔助一下！」但心裡覺得為什麼要那麼麻煩？就省了吧！其實，以醫生的觀點認為我是可以的，但我就是難以克服心理的障礙。也許是個性使然，有些人不盡然都喜歡做那件事，經過一段時間以後，還是沒辦法克服這一層障礙，所以也就索性跟先生表白清楚，我已經盡力了，因而也就以半體諒的方式，放他到外面去「自由」！

在身體完全康復之後，隨著我的事業觸角不斷展拓，一位女性在社會立足，已婚的身分其實也不失為是一個保護傘。兩性之間有時就是這麼微妙，尤其是單身女性，在外面打拼奔波，常常會遇到很多不必要的困擾，這是我很大的體認。就如有人會故意問：「妳先生？」我回說：「先生是公務員，是警察。」別人就認定我是有先生的人，也就比較不會引起不必要的曖昧與尷尬。再者，我的個性像男生很乾脆，說不定有人會會錯意，認為鄭梨華大概就是很隨性、很乾脆，有人則會以為妳應該可以如何、如何……，而先生雖然在家庭生活上對我沒有什麼幫助，但在我的事業發展上，卻是一張不錯的擋箭牌。再者，孩子結婚的時候，雙方家長，父母親都在，我認為那是最好的情況，這也是我後來沒有離婚的考慮因素之一，於是就轉個念頭把先生當成一家人對待，畢竟他本來就是三個孩子的父親。

人世間有些事，本來就不是「是非、對錯」這麼分明的，尤其感情的事很難理個究竟。在外人看來，好像我可以容忍丈夫的不忠，然而我並不是刻意忍氣吞聲，深一層探究，反而應該說是我想讓自己的靈魂得以救贖。也許是因為自己曾經面對過死神挑戰的痛苦，所以也就更期望自己的感情獲得解脫，不想一輩子被禁錮，成為「心靈之囚」，那就必須讓自己學會接受人生的無常……。

然而，女人的心理有時真沒個準，雖然嘴巴說放他到外面去「自由」，但還是不太完全能接受先生真的去找別的女人，那種心裡的痛苦，表面上說是體貼先生一下沒關係，但內心卻是掙扎的。（當然，多數的先生也會有所顧忌而暗中進行，盡量不傷害妻子，妻子也一定很清楚，只是不說出來罷了！）我要跟和我一樣有這種遭遇的癌症病友說：「人生面臨這樣內外都煎熬的處境，心理上一定會有難以突破的障礙，但我們不能因為事情已無法回到生病之前所呈現的樣貌，就讓自己變得退縮、自卑，眼前最重要的課題就是——想辦法讓自己健康起來！」

得癌症已經是太大的磨難，千萬不要讓負心人把你傷得體無完膚：給你的伴侶一個了解你的病情的機會，或許他會比你想像中的還要支持你；當然，如果情況剛好相反，請選擇適當的方式保護你的心，你光照顧好自己的身子都來不及了，實在不值得因此再受罪！

今天我之所以能夠活過來，可能就是因為懂得不斷自我調適！**當自己覺得無法再忍受時，要知道釋放壓力的方法，就算是罵人、吵架，都可以！**我重複強調要放過自己，今天會跟先生維持「有夫妻的名分，卻無夫妻之實」的婚姻關係，主要是因為開刀傷口好不容易結疤，我不想讓自己的身體再次受到傷害，所以才讓他去找外面的女人，但那是有條件的：第一，對方不能是未成年少女；第二，對方不能是有夫之婦，去破壞別人的家庭；第三，就是不能生小孩，也不能帶回家裡來，因為這會影響我和小孩的權益跟家庭氣氛——非得先照顧好自己的權益，這是我堅持的底線。

把時間回溯十八至十九年前，其實原本我是想結束這段婚姻的，但先生不肯，他既想要擁有我跟三個小孩，維持目前的婚姻關係，又想跟外面的女人維持親密交往；因為對他而言，如果我跟他離婚，要再去另組一個家庭，或許就得負起另一個家庭的責任。相反的，跟我在一起，家裡的大小財務都由我一肩挑起，他自己的生活開支、自己的薪水、財務都歸他自己處理，家用開銷幾乎都不需要他擔待，所以他也不願意放棄。當然這也要對方願意跟他如此沒有名分的在一起，才可以維持到現在。

但人都是不知足的，當一個禮拜碰一次面，之後就想要兩次，以至於到最後想全部擁有。其實維持婚姻三角關係，不容易長期相安無事，這是走這條路的人都會碰到的事，因為對方一定不會去說妳的好話，她一定也會有抱怨、爭吵的時候，抱怨男生這樣啊、那樣的！人總是希望得到更多，得到一就會想得到二，得到二就會想得到三……。但身為妻子，忍耐也是有限度的，當時我也年輕氣盛，所以問題累積到最後，引起我極大的反彈。女生都非常敏感，當察覺情況不太對勁，又覺得溝通不良時，一不如意就很容易跟先生爭吵了起來，更何況像我這樣強勢的個性，是一定不會讓他們好過，我一定會採取行動，設法中斷他們的往來，或者制止他們的相處。

不過，感情的事不是輕易可以控制的，她還是黏著我先生不放！我終究不是神，也有忍耐不住的時候。記得生病的那二至三年，我的情緒很不穩定，容易發脾氣，再加上我的事業剛開始起步，這段時間，他又經常換女朋友，甚至連和女友在外面吵架，回到家還會很無厘頭的對著我發神經、大吵大鬧。我打電話跟雲林西螺的姑姑說，我真的很想離婚；其實我跟他說過想離婚已經不一百次了，想想自己一個人明明可以生活得很好，為何要讓自己被攪得如此心神不寧、人格分裂的呢？

令人傻眼的是，那時候只要我吵著離婚，先生就打電話回去跟我媽媽告狀，我姑姑總是勸我說：「妳還是替孩子們著想吧！我知道妳比較能幹，但回頭想想，妳先生其實也很好差使，就把他當司機使用啊！要回西螺娘家，就找他帶孩子一起回家，你們累了就在車上睡，讓他幫你們開車呀！」當時我聽了姑姑的話，離婚的想法就暫時跟著轉個彎。說實在的，跟先生相處真的是我比較強勢，我想要做什麼，他也不會妨礙我；只要我兇一點，說要出去開會、辦事……就出去了，到那兒他也不會說怎樣。當時姑姑說孩子還小，一個大男人總是可以幫忙看頭看尾的，他要出去就讓他出去，不要管太多，就把他當成家裡的一份子，男主人也好、司機也罷，當成多一個人可以差遣就是了。所以那一年之後，一個心念的轉變，漸漸地……，他外面的事情我也就睜一隻眼、閉一隻眼，直到五年之後，他們兩個愛怎麼樣就怎麼樣，我幾乎就完全不管了。

被癌症折磨的那一兩年，已經讓我椎心刺骨了，所以我再也不想讓其他感情、心靈的問題不斷困擾我，好不容易活了過來，只想好好過自己生命的第二春、好好培育三個小孩成為有用之材。既然先生不願意放棄這個婚姻，也只有我先拋開對他的成見了！放過他，就是放過自己，這可能也是我們的婚姻可以維持二十年，很重要的因素之一吧！後來我都用這樣的想法讓自己比較好過一點。

和先生相處的過程中，每一年的心境都不太一樣，階段性的做調適就是我的婚姻處理之道。老實說，對於婚姻，我是兩隻眼睛都閉起來的，直接把先生當成是親人一般……，時間漸漸長了，愛情沒有了，就真的變成是一個解不開包袱的家人。如果不把他當家人看待，一般人是無法忍受他那眼裡沒有別人，只顧自己的行為和態度。也因為先生的個性有時真像個小孩，所以，連我的三個孩子都認為他們的父親，就像是我的第四個小孩一般，沒有能力去處理生活上棘手的事情，很多時候對他發完了脾氣，最後還是要自己去幫他處理善後！

但是面對小孩，他又像以前傳統非常威嚴的父親，小孩一定都要聽他的話，和孩子們說話也總是兇巴巴的，口氣就像警察在詢問小偷和壞人一樣。但別看他那樣，其實他心腸很軟，刀子口、豆腐心，只是不太會完整表達對孩子的關愛。我們家人常提到一個笑話：「他不是『爸爸』，而是『父親』喔！」有一次，小孩的老師打電話到家裡找家長：

老師說：「請問一下，您是黃郁如的爸爸嗎？」

他竟然回答：「不是，我是他父親！」

從此之後，我們家人輕鬆的時候都叫他「父親大人」，哈哈！

小孩對爸爸的感情，其實並不會很親密！因為爸爸不會做人，總是自己好就好，不考慮其他人的感受，這是我們家父親大人的特質。所以，孩子什麼事情都跟我說、跟我商量。如果有事要他們去跟爸爸講，只會換來清一色的反應：「唉！不用了啦，講也是白講！」

就是這樣子！

這麼多年的婚姻一路走來，我認為至少他的心地是善良的，不會刻意去傷害別人、欺騙別人。想想，好像只有我最倒楣，被他傷得很深！比方說，只要是他想做的事，他一定會很執著，不會顧慮別人的感受，這也是他很直、很單純的地方；而你要他做的事，非要千指使、萬叮嚀，他才肯去做，不用太期待他可能會自動自發。你也可以交待他幫你做些家務或雜事什麼的，他也許都會聽話照做，但就是不要談到錢的事！

不過，先生退休這三至五年來，他也變了。有時做錯事惹我生氣，我會狠狠臭罵他一頓，結果幾個小時後，他卻跟我說：「走啦！去喝杯咖啡啦！」才一轉頭，剛剛你罵他的事，他全忘記了！但其實我的氣還沒消，他卻可以像沒事的人一樣先跟我道歉、示好，如果我不答應跟他出去吹吹風，他就一直盧、一直盧，直到妳氣消答應跟他喝咖啡去。

事後回想，有時候我罵他罵到很順口時，還會順勢加碼一直罵下去，有好幾次罵到連自己都很想笑，就跑到洗手間偷笑一會兒，問自己，「怎麼會罵他罵成這樣？」而我先生，就是躺在沙發上隨妳罵也不理妳、瞪妳；雖然有時忍不住了也會回回嘴，卻講得不合邏輯也不搭嘎，舉例來說，他會反駁：「對啦！對啦！妳都很大啦，回到家裡，罵我就像罵公司裡的員工一樣……。」我回應說：「錯了，我才不會隨便罵公司裡的員工哩！」

時間真的會改變一個人。十幾年前決定放他到外面去「自由」，他也遵守我訂下的約束，讓我們彼此發展各自的追求，他有條件去找他的感情慰藉，我則放手發展我的事業和愛交朋友的喜好。也因為這樣，讓孩子可以在一個相對穩定的家庭環境中成長——其實孩子們也非常清楚，知道媽媽從生病後就跟爸爸沒有親密關係了，也了解爸爸在外面和另一個女人長期交往，但沒有因為我們這樣的婚姻關係影響孩子的成長，也算是了卻我心中的一個顧慮。

就像惠容姐跟我說的：「一物剋一物，相欠債啦！」我基本上認同這句話，扶輪社的幾個朋友也曾經一致的說：「你們倆不僅是互相欠債，而且妳還欠他很多，還沒還完哩！所以你們注定還要繼續綁在一起，綁到妳卸下對他的重擔為止！」我的好朋友幾乎也都這麼認為，都說是我欠他的……。

回顧往事，心頭總是不免一陣酸楚，我想這是上天要我學習寬恕的功課，同時，也是要磨練我直率的個性，我試著從**另一個角度**來看待夫家及丈夫對我的傷害，也漸漸能夠原諒他們。雖然，夫家在我罹癌初期、最需支持的時候，沒有給我精神上的慰藉，但是至少他們在那時候幫忙照顧孩子，已減輕了我一部分的負擔。

另一方面，先生雖然較為自私，無法體諒我身體上的病痛，還在我最需要他時背叛夫妻的感情，但至少他沒有離棄這個家庭，讓孩子們能在穩定中成長，而我也能因為有婚姻的保護傘，在事業的發展上不被干擾。

我深深的體會到，唯有透過不斷的寬恕及感恩，才能放過我自己，而癌症也才終於願意放過我！因此我認為，寬恕及感恩應該是每個癌症患者，一輩子必須學習的生命功課！

克服「腸造口」的不便，重建生活信心

我不怕人家知道我有「人工肛門」！

前面我曾提過，在長庚第一次手術時，因為直腸腫瘤長得太靠進近肛門，所以必須做整個直腸跟肛門大範圍的切除手術，然後再做一個永久性的「腸造口」——俗稱「人工肛門」，為身體的排泄物尋找另一條通道——此造口可以透過每天定時灌腸的方式來維持定期排便的習慣。所以住院那段期間，要聽候醫生護士的指示，訓練造口排便的時間與方式；而這個訓練的過程，需要一試再試，讓我吃盡了苦頭。事隔多年，當我克服人工肛門的不便後，它不再是那麼難以啟齒和討人厭的「心理傷口」了。

記得高雄長庚醫院范院長在手術前跟我說過，不是百分之百一定會做造口，要看手術當時的情況而定。一開始我也抱著幾分僥倖的心理，希望不會，也應該不至於會割掉肛門才對，自我揣測希望它不會變為事實！但是，開完刀出來，也真的做了「腸造口」，我終於認知到，這個永久性的人工肛門，要陪伴我一輩子了。

後來我才知道，近年來，因為大腸直腸癌疾病、外傷或車禍等因素，導致需要接受造口手術的患者日益增多，雖然位於腹部的造口，對於個人身體外觀是一大改變，但對治療疾病本身，尤其挽救自己的性命絕對是值得的。

有關永久性的腸造口（將結腸拉出於腹壁做一開口）對日常生活所造成的不便，實在是筆墨難以形容。比方說：對有腸造口的病患而言，「臭味」和「腹脹」就是非常令人困擾的事情之一，原因大多在於不當的飲食（比如吃得比較油膩）或袋子清洗方法不對。我因為患有大腸急躁症，本來就是容易拉肚子的人，所以，對於這個麻煩又重複的處理過程，難免會更容易夾雜著一些負面的心理或情緒在裡面。此外，做完造口之初，我都是穿著比較寬鬆的衣服，因為肚子一直脹脹的——脹起氣來腹部簡直就像是一顆氣球，如果處理不當，排出來的那些氣味，恐怕連自己都會感到難聞到受不了，所以我都盡量到廁所之後再放氣……。真的是經過了很多的時間，才終於慢慢調適到讓別人完全看不出我是做過造口的人，而且還是照樣可以穿上漂漂亮亮的衣服出門。因此，我也很樂意分享個人的一點經驗談，給很多非直腸癌做造口的病友。

要克服任何癌症的身心創傷，不管那一種癌症病人，都需經過一段時期的心理建設，不是一蹴可及的，心態得要非常健康，我們的生命才能完全真正的重建，得以重新再出發。

鄭姐的
抗癌小叮嚀
No.41

坦然面對疾病帶來的限制，體會「危機也是轉機」，用正面積極的精神、健康的態度、合乎現實的樂觀，來迎接疾病的挑戰。

我記得當時在長庚住院的第一週，剛做完手術後的造口一直在流血，所以每天早上，護士和我的家人都在幫我照顧這個傷口。開刀是很痛苦的，又有那麼多的傷口，所以那整個星期我都痛到受不了，但能做的也只有忍耐，讓傷口慢慢復原。到了第二週，就是訓練灌腸了，灌腸是我最害怕的事，我得訓練自己的腸子每天能夠接受灌洗——先用溫水沖洗造口，再把水灌進去，讓它排泄出來，對於從沒灌過腸的我，護士一開始就幫我將一千西西的水灌進腸子裡，直到肚子變得很脹很脹——那真的是痛得要死，當下我幾乎都快吐出來了！灌腸是要訓練腸子能夠適應新的排便方式，所以起初會先用較多的水量，日後就得靠自己定期養成早上灌腸的習慣，直到像正常人每天排便一樣的自然。出院之後，灌腸就從一千西西減到八百西西，然後是七百西西，直到現在每天的五百至六百西西左右，這期間的自我調整，大概就花了我兩年的時間，才得以慢慢習慣。

在抗癌復健初期，有一段插曲令我記憶十分深刻……

有一次，我在造口室練習灌腸時，剛好有一個歐巴桑回長庚看門診，因為只要是直腸科的病患看完門診後，都會再到直肛治療室，讓護理師幫忙查看傷口或造口的狀況。我不曉得那個歐巴桑開完刀有多久了，外貌看起來像是個五十來歲的人，我判斷她應該也是做造口的直腸癌病患。

當時我在旁邊，剛好聽到她這樣說：「我裝這個（造口），一世人，帶到身命（台語，指不可能根治了）！你也是要給它處理啊！不處理也無法度，又要做工作，沒做就無人給咱養呀！」她用台語講得一臉無奈，但卻很有氣力精神的感覺。從她的穿著、言行，看得出她是那種做粗活的中年婦女。

當時心裡為之一震，想到她這樣都可以活得那麼樂觀，欣然接受了造口帶給她的不便，尤其她又提到，「每次在工地做工的時候，如果有需要排便，但因為工地不方便……，也是要處理啊！」聽到這裡，我內心忽然湧現一股強烈、莫名的情緒悸動，久久不能自已！這位女士堅強的身影，隱隱約約激盪出我的抗癌決心與意志，我告訴自己，一定要完全走出癌症的陰影……。

其實，在適應造口生涯的過程中，我遇到很多不便的事情，因為常常拉肚子，有時心裡難免懊惱，但是，每當我想起那個歐巴桑的身影、那短短的幾句話，心裡頭一些莫名的壓力或不舒服，就不自覺的一掃而空。然而，這個過程也是經過一段時間的調適才釋然的！

這段期間，有幾個跟我一起開直腸癌的病友，最後大家都變成好朋友。當中有幾個人也是有造口的，而且都是女生（只是後來卻一個一個的走掉了）。其中有一個很可惜，完全放不開，每當她要灌腸的時候，總是不願意讓她的先生、小孩知道，因為她覺得這樣很醜陋，認為自己是一個不完美的人，一直要等到小孩子上課，先生去上班了，她才要灌腸。是因為愛面子嗎？其實是那造口帶給她心理很大的壓力，我想，這就是她沒有放過自己，想不開吧！所以一出門，她就覺得什麼都不方便。但是我帶著造口，依然一直在上班，因為我想通了，我會老實告訴同事或朋友，從不諱言有腸造口，遇到不方便的時候我就會講，例如一旦肚子痛、要拉肚子、要去上洗手間了，我都會直接請她們等我一下，還讓她們多包涵。有時候，不知道的同事會不明就裡的說，「妳為什麼這麼急（急性子），肚子旁邊又這麼大塊？」我會告訴他們，「我腹部這裡有一個『氣球』，我現在脹氣了，為了造福你們，我可不想把那個臭屁，放出來給你們聞！」所以，如果可以的話，偶爾我也會消遣、調侃自己，就當成是一種調整心態的方式，慢慢去接受自己的殘缺和不足。

因為每天要灌腸，所以我的小孩子也都清楚造口的樣子。我在灌腸時，也讓我的女兒看過，讓她們知道，自己母親的造口是怎樣一回事。一開始，她們心裡可能也會有一點尷尬，但就是要讓她們從小適應，所以，我做造口、灌腸或拉肚子等不舒服的這些事，小孩反而比先生還清楚，而且更能體諒我。我也體悟到，認識的那兩、三個癌友，之所以一直無法突破心防，讓自己最親近的家人、小孩知道她做造口的不便，其實是一種自我貶低的心理因素使然。

你可能必須要讓你自己的孩子知道你的狀況，試著坦白與他們溝通，並讓他們知道你和醫師都盡力地在協助你康復，以及在康復的這段時間，可能會經歷什麼樣的過程；要知道得癌症，害怕的不只你一個人，你的孩子也會害怕失去你——就算你不告訴他們，他們一樣會擔心！

因為灌腸的時候，那個氣味真的確實不好聞，所以我也想盡辦法在灌腸時讓房間的氣味好一點：在廁所排完便出來，我會盡快滴幾滴從日本買回來的瞬間除臭劑，並置放幾個芳香劑，讓異味盡量降到最低。這個調整氣味的過程並不難，時間久了，其實也**不過是生活中的一部分**罷了，就像一般人每天需要進行正常的大小便排泄一樣，不是嗎？說來說去，都是心理因素作怪！只是每個人的個性、特質都不同，有的人天生就是那麼拘謹、敏感，就像那幾位不敢讓先生、小孩看到灌腸模樣的癌友，大概就是沒有做好心理調適這門功課，但也因為我曾經走過這條路，所以才可以比別人更深刻體會那種心裡經過幾番掙扎、渾身不舒坦的心境！

我且舉一位台南的吳女士為例，她也是我在醫院認識的癌症病友，我曾教她「造口」要怎麼貼得漂亮一點。在她病情不甚樂觀，嚴重到不太能走路的時候，她的先生還特別請幫傭協助她清洗造口和灌腸，她先生有空也會幫她做這些事，她很感謝她丈夫的體貼。反觀，我的先生，他可就沒那麼能為我設想了。記得有一次，他一回到家進房門，就不耐煩的說：「妳還不灌快一點，臭得要死呢！」一聽到這樣的話時，任何人的心恐怕都碎了吧！要不是不得已必須做造口，誰會願意這樣呢！但先生卻完全不會想到這些，不知道這樣直來直往的言語，會傷害到我的自尊，好令人心痛呀！難怪，有時我常會被他的幾句毒舌所打敗。

因此，我可以深刻體會其他幾位癌友放不開的緣由，因為有時家人或朋友講話，有意無意間就會不小心傷害到我們的自尊心。舉例來說，我每天都會帶造口的外出袋出門，但晚上睡覺時就沒有用，而改用紗布，因為我的腸道比較不好，一蠕動就會直接放出臭屁，先生在旁邊睡覺，馬上就唸了：「臭得要死呢！妳放屁都不講一下！」我回說：「這我咁有法度控制，我咁知影呀！」所以，做造口，**除了病人自己本身的調適很重要，另一半以及全家人的支持和體諒，也是非常重要的。**

此外，在調適的過程中，病友本身如何打理好造口其實也相當重要。比方說，造口並不是一早出門貼好，就可以完全伏貼維持一整天；如果天氣炎熱導致流汗不止，人工皮有時也會鬆脫，若又剛好拉肚子，大便就會跑出來，那時會很不方便，得趕快到廁所清洗換掉！所以出門我們都要帶著很大的隨身包，裡面有幾個小包，小包裡面一定有濕紙巾、衛生紙、免洗內褲……。這期間，陸陸續續換了很多種品牌的造口外出袋，一直換到我覺得很理想的品牌才固定下來，至今也用了十幾年（註：造口用品日新月異，選擇時可按照個人的需求，不管是單片式或二片式，以增加舒適感及生活照顧的方便性為主）。

經過這麼多年了，我算是康復得還不錯的抗癌鬥士。因為經過一段長時間的中醫調理，也知道自己的腸道很差，所以多年來我都長期服用乳酸菌（益生菌的一種）來調整、保養欠佳的腸道；以前都喝養樂多，後來創業之後，每次到日本出差，第一件事就是到藥妝店採購乳酸菌或表飛鳴，因此對乳酸菌、益生菌的涉略也相當透徹，這也是要歸因於我的疾病，讓我對腸道的保護和調理特別關注吧！

為什麼有些人會在抗癌路上倒下？

尋找生命的目標、紓壓的撇步，才會有動力堅持下去。

我在拼命撐過抗癌五年存活期的關鍵階段中，認識幾個三十幾歲的病友，他們的情況多跟我有些類似，所以經常都會保持聯繫、互相打氣。其中一個是出版社的職員，她本來只是直腸癌第二期，病情沒有我嚴重，但是發病後大概四到五年就過世了。我認為，她沒有熬過五年存活期的最大原因，主要是無法捱過婚姻創傷這一關，因為她無法原諒另一半在她生病期間到外面找小三，一言以蔽之，就是「看不過」！

她每次打電話給我，只要談到這件事就一直傷心哭泣，她說：「梨華姐，妳究竟是怎麼克服的？我身體打化療雖然不好受，但我心裡更難過，我真的無法忍受先生一再背叛我呀！」

我回她：「妳不能忍受又能怎樣？」

因此，我一直建議她不妨**適當轉移注意力**，**盡量去做自己愛做的事**，像是逛街、吃美食、看書、看電影、看電視或聽音樂……等，都可以。此外，我還分析給她聽：「阿華，我問妳，妳先生有回來照顧妳嗎？每個月的薪水或生活費有沒有拿回來給妳用？」她說都有，我說：「這是最基本的，他該照顧妳的，這兩點都有做到，妳就應該稍放寬心，不要一直鑽牛角尖。想想，妳現在最重要的目標是什麼？就是盡快讓自己健康起來，才有機會談未來。妳一跟他生氣，就不吃、不喝的虐待自己，這樣賭氣就可以讓自己的癌症好起來嗎？」

結果最後，她還是因為一直陷入在婚姻創傷的打擊中，無法掙脫感情的牢籠，病情每況愈下，最終離開人世。當時她的遭遇，對我也是一個很大的警惕作用。

另一位病友石小姐，雙親早逝，這是比較讓我感到心痛的例子。我跟石小姐相識也是因為癌症，同樣是在長庚醫院做放射治療時認識的，她的大腸癌病況雖比我輕，但一樣疼痛難忍；有時候她的止痛藥分量不夠，我要是有辦法多拿到一些嗎啡就會分一點給她止痛。此外，她家和我住很近，聯繫更方便；那時，她也約莫三十幾歲，已離婚成為單親，獨自撫養一個女兒，房子是租的。她接受開刀還算順利，出院調養一陣子，就開始做生意賣滷味。

有時候，她會去打牌來舒解壓力，但我跟她說：「妳那個地方剛開完刀，不能久坐耶！」

她會說：「沒法度，心情不好啦！」

我猜，她心情不好，可能是因為她最嚴重的時候曾請過看護，但每個月要多花一筆錢，不到幾個月就請不起了，最後還是得靠自己照顧自己。

舒解壓力有很多的方式，請選擇好的方式：氣功養生、瑜伽健身、藝術音樂、按摩指壓……，既健身又養生，還可提昇免疫功能。

後來，有一段時間沒和她連繫，原以為她跟我一樣病情漸漸穩定了。哪知道，有一次我感冒發燒到長庚急診，在急診室碰巧遇到她；她因為癌痛發作掛急診，在醫院看到她時，顯得有氣無力，病況似乎更糟。之後，沒多久就找不到她了，後來知道她過世的消息，心裡特別難過，我想可能是因為經濟問題的關係吧！因為她沒有勞保，健保當時又還沒開辦，單親家庭負擔重——由此可知，生重病時，有無家人的支持的確很重要。相較之下，當年我雖然沒有獲得夫家的支持，但至少娘家這邊的親人卻力挺我到底，還算是較幸運的一個呀！

還有一位是住在台南的吳女士，治病期間，我也因為常在高雄長庚碰到她而有一些交集。她三十歲結婚，過了兩三年才生兒子，跟先生兩人結婚後不久後一起創業，算是白手起家的中小企業；可是很不幸的，在兒子三至四歲時，她卻發現自己得了直腸癌，也是第二期而已。一開始，她也捨得花錢尋找另類療法，但好像都沒什麼改善。她跟我一樣很認真的接受治療，但也同樣面臨治病期間，與丈夫感情由濃轉淡的低潮和壓力，她一直跟我探討、深究抗癌這條路，如何面對夫妻之間感情出現裂痕的重重難關，我也很坦白跟她分享了當時的心路歷程，包括告訴她怎麼把「造口」做得漂亮一點。比較寬慰的是，她聽了我的心裡告白之後，雖一時不能完全接受，但也慢慢能釋懷。只是很可惜，她的病情反反覆覆，過了五年之後，竟然變成最棘手的癌細胞轉移（膀胱），最後也是很痛苦的走了。

她跟我的年紀相仿，都是三十四到三十五歲左右的年紀發病，都同樣碰到婚姻的難題，也有擔心小孩年幼乏人照顧的問題。碰到生重病這個難逃的劫數，假如沒有辦法適當的釋放這些無形的壓力，就會感到很痛苦、很難敞開心胸。回想起來，其實她先生人很好，常載他去醫院做化療、放療，家人也都很關心她，最後還請一位外勞來幫忙做家事，但女人就是比較想不開……，最後即使親友介紹她到桃園吃很貴的藥，依舊沒有得到很好的改善，就這樣經歷復發、轉移，最終仍不敵癌症病魔的糾纏，又奪走一條年輕母親寶貴的生命。

很多女性碰到類似的問題都會想不開！有一個讓我傷心好久的例子，應該是我先生同事的太太，家住屏東，她人很節儉，平常生活重心就是以先生和小孩為主。她得的是鼻咽癌，曾經一度病情嚴重到讓她想要放棄生命，後來四處求醫，甚至到台中榮總找名醫，也花了不少錢，後來我才知道，其實她並沒有掌握到黃金的治療時機，直到很嚴重才開始尋求正統治療，就已經來不及了。

記得很清楚，我曾經對著她說，「我們同樣都是警察眷屬的身分，一定要自立自強，警察因為要輪班的關係，對自己的家庭，通常沒有太多的時間照顧！」每次我回屏東的家，她都會特別抽空來找我聊天，讓我感到很舒暢，我們都會互相鼓勵，彼此相惜。我常跟她說：「留得青山在，不怕沒柴燒。」該用的時候就要用，人若走了，有再多的錢也都是枉然！勸她多想開一點，可惜的是，她可能是顧慮太多，沒多久癌細胞也轉移到腦部，回天乏術。

當時候我曾自責，沒有幫到她什麼忙。可是話說回來，我既不是有公信力的公眾人物，也不是專業的醫療人員，只能給予病友之間的相互鼓勵，及以自己病情和治療的過程做分享，至於對方願不願意接受，他的家人聽不聽得進去，有時也是一個選擇的關鍵點。

自己發病後的五、六年間，看到身邊認識的幾個癌症朋友，好幾位都在五年之內一個一個的走掉，那時候心裡頭格外感傷，也很擔心不曉得什麼時候，自己也會跟他們走上相同的命運？她們的結局，對當時還未完全脫離癌症陰影的我，無疑也造成相當大的心理衝擊。

事後回憶，為什麼我可以走過這條抗癌路，但是她們卻沒有？也許是我比較幸運，能在關鍵時刻遇到了陳明豐醫師，他給了我一個很明確的術後調理與適當的復健計畫，並且在最後一刻抓住了黃金的治療時間。

在二十年前，大部分的病人都很相信醫師，醫生說什麼就是什麼，根本搞不清楚化療、放療所帶來對身體的傷害，以及該如何做輔助性的調理或修復。此外，那時候的治癌方式，充斥著太多的偏方和另類療法，因而造成對她們病情的耽誤，幾乎每個病友一聽到是癌症，就像是患了「絕症」一樣，心情慌了、亂了，所以就病急亂投醫，這也是重點。

我覺得，抗癌失敗還有一個重要的原因，那就是沒照顧好自己的心情。那些沒有捱過抗癌這條艱辛路的癌友們，很多都沒有將病情所造成的心理壓力或周遭所處的工作、婚姻等壓力適當地釋放掉！要知道，壓力是導致癌症很重要的因素之一，如果過不了這一關，恐怕會不敵腫瘤的難纏，而陷入復發或轉移的可怕後果。

所以這些年來，針對如何走過抗癌這條路我有很深的感觸，那就是：第一，抗癌人必須為自己**找到生命中奮鬥的目標**，以迎戰癌症。

就我個人而言，熱愛工作讓我可以結交很多新朋友，賺到想賺的錢，讓我的生命更有目標、生活更有動力，當活力滿腔時，抗癌已成功一半了。第二，抗癌人必須為自己**找到適當釋放壓力的方法**，像我生活中最大的樂趣，就是到處吃喝玩樂，我賺的錢很多都是花在出國旅遊上——渡假旅遊讓我可以釋放很多壓力，身心舒暢，快樂的不得了。因為，出去一個禮拜，腦袋可以放空，到不同的地方走走，又可以改變不同的心境；而且，每到某個國家，我就會特別觀察這個地方是否值得下次再來遊歷，或是值得帶朋友、家人一起來渡假的。

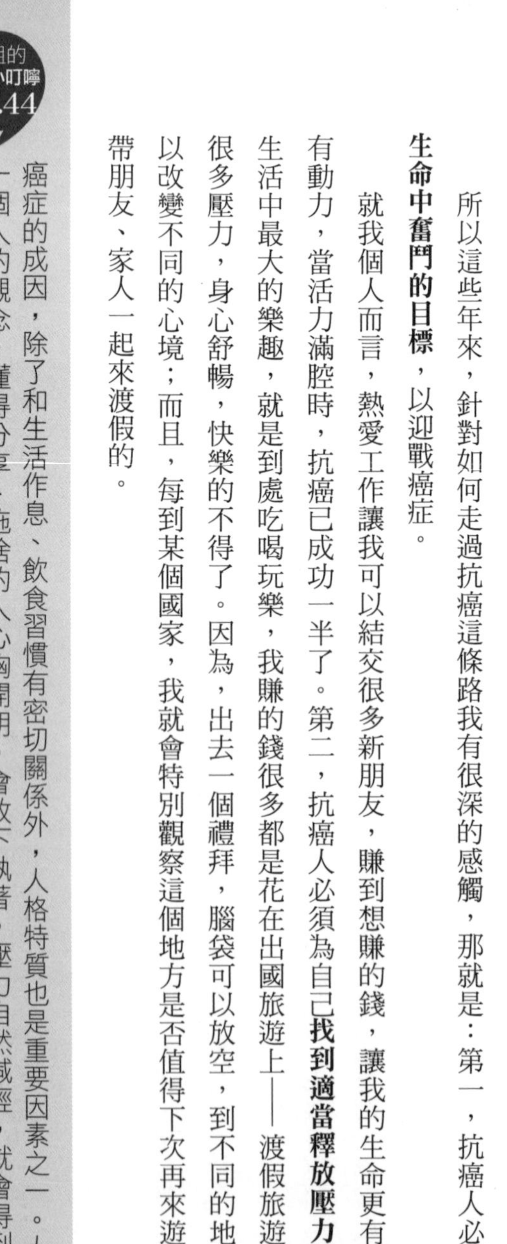

鄭姐的抗癌小叮嚀 No.44

癌症的成因，除了和生活作息、飲食習慣有密切關係外，人格特質也是重要因素之一。人格特質影響一個人的觀念，懂得分享、施捨的人心胸開朗，會放下執著，壓力自然減輕，就會得到善的循環回饋，免疫力自然提昇，抗癌已成功一半了。

或許我一直都有這種分享的特質，可以算是愛交朋友又人緣好的類型，所以不管去到哪裡，只要有好吃、好玩的，我都很樂意分享給周遭的朋友知道。也因為我熱愛工作和旅遊，漸漸地我的心也愈來愈正面，比較不會再受到周圍病友抗癌失敗的心情影響。之後，因為我的康復情況愈來愈佳，以及後來加入「高雄市抗癌服務協會」理監事的陣容，看到好些個抗癌鬥士成功抗癌的真實案例，也激起了我更多的信心和力量。所以這十幾年來，除了很用心投入自己開創的事業外，到處結交朋友、四處旅遊，也是我工作以外的一大生活重心，這樣就沒有太多時間胡思亂想，每天的生活也會安排得緊湊充實。

專訪鄭梨華大女兒——黃郁如、二女兒——黃瑜雯

不因生病就封閉自己，媽媽才能挺過來【大女兒黃郁如實地訪談，2010/08/11 採訪】

媽媽發病期間，我們都住在屏東，當時我跟妹妹還在就讀國小，所有有關母親病情的消息，都是透過爸爸回屏東時告訴我們的，當時感受到的訊息是：「媽媽隨時會離開我們！」那種當下被強烈驚嚇的心情，對一個小五、小六年紀的人而言，感受至今依然鮮明，每每回憶當時情景，眼淚不禁就會奪眶而出！

小時候的記憶中，媽媽為了工作，為了家中柴米油鹽的經濟問題，總是終年東奔西跑，不能好好休息，真的很捨不得，可是小小年紀的我，又總是對早出晚歸的母親有所埋怨。但在媽媽生重病後，加上自己漸漸長大，才了解媽媽為這個家所付出的辛勞和抗癌過程的艱辛，不僅感到汗顏，更有一種說不出的辛酸。

後來因為就學搬到高雄，那時候剛好媽媽要再進行第二次開刀，有一次看到媽媽清洗的傷口

很大，著實嚇了一大跳！內心的震撼，不下於當初聽到爸爸說媽媽病情不斷惡化的驚駭情景。也因為這段歷程，讓我深刻感受到，身為一個癌症病患家屬的我，必須跟著媽媽的抗癌腳步，亦步亦趨地在身旁陪伴和不斷地為她加油打氣。猶記三、四年前曾在BBS平台「對抗癌症」的病友、家屬討論區上，寫下媽媽當年勇敢、堅強的抗癌心路歷程，藉以鼓勵許多癌症病友及家屬，切勿失去信心，竟也得到熱烈的回響和肯定。

自幼在大家庭中長大，從有記憶以來，與爸爸那邊的親戚相處得不是很融洽，甚至常為媽媽的事和他們有些爭吵！常聽阿姨們說起，媽媽因為當時沒有嫁妝，又因一開始結婚沒去工作，而遭到婆家及姑姑們異樣眼光的看待。後來到高雄加工區工作，早出晚歸的媽媽無法做家事，又屢遭姑姑們數落，雖然這些事都早已過眼雲煙，但童年的記憶總是清晰難忘！

此外，自幼是疼愛我的奶奶帶大的，但奶奶總是視媽媽為假想敵，兩個人的婆媳問題，從小我就看在眼裡，說實在的，處在她們大人中間的我怪尷尬的！印象中，在媽媽癌症開刀住院的時候，奶奶竟因為心疼自己的兒子工作之外，還要照顧生病的媳婦在病房外哭了起來，但是媽媽並不希望來探視她的人掉眼淚，她要的是人家給她的鼓勵和安慰，所以當下媽媽生氣得趕她們回去。唉！這種婆媳之間的問題，千言萬語難道盡，也不是我做晚輩的可以說清的……。所幸我結婚後，難搞的婆媳問題沒有發生在我身上，否則，媽媽肯定會心疼不捨啊！

我爸爸是警察，個性比較單純，往往傷害到自己家人都不知道。我們姐妹也都覺得爸爸很天真，活像十七、八歲的孩子一樣，從不覺得說話會傷到人，也許這是個性使然，也或許是從小被奶奶寵慣了吧！

其實，我和爸爸的關係有一度是很緊張的，這讓我感到有點難以啟齒，但又很想幫媽媽出口氣！記憶中，我較容易惹爸爸生氣是有原因的，因為爸爸在感情上對媽媽不忠，而我常常都是當個破壞者，所以爸爸比較會把氣出在我身上！然而，在我和爸爸關係緊張的那段時間，媽媽竟勸慰我說：「爸爸其實是很疼妳的，希望妳和爸爸的關係能緩和些，至於媽媽和爸爸的問題，不用太擔心，妳們只要把自己的事照顧好，就是對我們最大的回報……。」

成長中，我依稀認為自己父母的陰陽剛柔是對調的，爸爸較像媽媽的角色，管我們這個、那個的，媽媽則較像爸爸的角色，扛起家計，打拼工作活像個拼命三郎。爸爸雖然在外面捻花惹草，但還不敢帶女朋友在我們面前出現，記得有一次因為他的女朋友要組裝電腦，破例帶她回家要我幫忙，我則不假顏色的告訴她，「我不會！」雖然爸爸知道我們忌諱他的女朋友出現在我們面前，而盡量避免，但奶奶仍偶爾會和他的女朋友一起出去吃個飯，這應該跟爸爸是家中唯一男丁，加上傳統重男輕女的關係而默許吧！

曾經跟媽媽的一位好友談起，爸爸就像是一個需要一直談戀愛，長不大的男孩，而不像是在尋求另一段永久感情的男人。所以到目前為止，還沒有出現能夠取代媽媽位子的女人，反而是爸爸很怕媽媽會主動提離婚的事！或許是爸爸喜愛被需要的感覺，偏偏媽媽的個性太獨立，而他們大人之間的若即若離、分分合合——坦白說，我和妹妹曾經有好長一段時間，都看不透其中原由，可能是媽媽對感情的執著，或者是對感情的態度昇華了吧！因為她已經將爸爸當成是另一種親人看待，甚至可以說是把爸爸當成第四個孩子了吧！因為是可以對他掏心掏肺的親人，所以即使爸爸說謊、做錯事，媽媽雖然生氣不高興，事後還是會去幫助他，做有益於他的事。

媽媽的個性熱情、樂觀、好客、急性子，是個完美主義者，行動力、意志力超強，所以對兒女也是求全責備，尤其生病後怕無法陪伴我們成長，期盼我們急速長大成熟，因而更是要求完美。甚至我都已經結婚了，還會三不五時的電話「關心」一下，反而是我婆婆不管、不介意的事，媽媽卻都會來過問。比如沒上班的日子，我會睡得比較晚，婆家體諒不會介意，但媽媽就會來電，提高嗓門的說：「妳還在睡，還不起來幫婆婆的忙！」一像這樣，有事沒事就來通電話，嚇我一跳哩！很多人都說女兒會挑個像爸爸的人嫁，我卻相反，我挑了一個個性像我媽媽一樣的男人。所以，在我的婚姻裡，老公和我媽媽比較像，也有話聊，但我和婆婆反而更有話講，我都跟媽媽開玩笑說，這是命中注定的！

勞碌命的媽媽幾乎停不下腳步，即使是當了老闆，依然忙得不亦樂乎，工作似乎帶給她非常旺盛的鬥志！記憶中，媽媽當年雖然生病了，尤其在生病的前五年，除了適當的治療、調養和照顧家人的時間外，她幾乎把全部心思都投入在心愛的工作上，是個生命力很強韌的人。可能她的思想和別人不太一樣，她不希望自己跟那些輕易就豎白旗的人一樣，認為既然碰上了這樣的重病，就乾脆認命，讓生命慢慢自然結束！不認輸的她不想讓別人看不起，更因為孩子是她未了的責任，所以好強的她，反而更打起精神，勇敢對抗癌症。除了專心、耐心接受醫師的治病之外，她則是把工作視為治病的依托、照顧家人的後盾，既不讓自己有太多的空閒胡思亂想，也不因生病而把自己封閉起來，我想，這是媽媽最後得以戰勝癌症的重要原因之一吧！

癌症是一種危險的疾病，但不一定致命，所以也就沒有理由軟弱，更不要封閉自己，打起精神，勇敢對抗癌症。

對於媽媽過去勇敢抗癌成功的歷程，做為女兒的，都為母親的重生感到彌足珍貴，也十分的感恩和珍惜，但對媽媽不圓滿的婚姻，我卻有一種恨不能代母果斷處置的不平和不捨！能夠這麼多年陪伴在媽媽身邊，我真的非常感謝她對我的包容和愛護，即使結婚之後，我依然在她的公司一邊協助、一邊學習，這讓我在工作、生活，以及人際關係上獲益良多。她不僅是我生命中，生我、育我的「嚴父慈母」，也是我人生中無可取代的「良師益友」。

媽媽，我永遠愛您、敬愛您！

創造人生中的不可能【二女兒黃瑜雯實地訪談，2010/08/13 採訪】

外公、外婆家在雲林西螺，是耕農種田的，小時候我跟他們住過一段時間，所以有機會常跟著他們下田，那段童年時光，至今令我回味無窮。記憶中的外公、外婆話不多，對於我的教育從不溺愛，但從他們的行為舉止看得出來，他們是十分疼愛孫子的，每次外公、外婆到屏東或高雄探望媽媽，除了隨身帶著很多自己種的農產品之外，也會買很多其他的零食給孫子們吃。

媽媽在家中排行老大，所以責任感比較重，養成她長女如母的個性，所有責任一肩挑，雖然有很多自己想做的事，卻都因此而中斷，實在可惜！比如媽媽在校功課好，又是運動健將，但因為過去鄉下地方，比較不注重女孩子的教育，所以大學沒能完成。聽阿姨說，媽媽一氣之下就嫁給爸爸，不知道是真的還是假的（哈哈）。

過了幾年，我回到屏東跟爸媽住，媽媽因為工作很忙，平常都是屏東、高雄來回奔波，但對我們的教育卻是要求很嚴格，還會處罰我們。別人的家庭是嚴父慈母，可是在我的感覺裡，我們家卻是嚴母慈父。現在回想，可能是媽媽當時已經生病了，所以比較容易發脾氣，但長大之後，就能體諒媽媽過去的辛苦。

記憶中，精力旺盛如無敵女超人的媽媽，大大小小的刀開了好幾次，像膽結石、腦瘤、直腸癌……，其中最痛苦難熬的就是直腸癌！當姐姐告訴我媽媽生病的消息時，我們痛哭了一個晚上，但隔天我就忘了這件事，也不覺得媽媽會因為生病而離開我們，或許是不願意去想吧。不善於表達感情的我，當時能想到的只有，讓在外辛苦工作的媽媽回到家時能舒適的休息，所以就開始幫忙做家事，打掃家裡、照顧好更年幼的弟弟，以實際的行動讓她在辛苦治病、工作的日子裡，不再為我們擔心。然而，當爸爸媽媽吵架的時候，我就躲得遠遠的，事後再去善後，整理吵架時摔掉而殘破的東西！也因為媽媽生病，一邊治病一邊賺錢很辛苦，所以我和姊姊從小就分擔家事，養成我們獨立早熟的個性。

癌症並不可怕，可怕的是自己的心理障礙及無法突破心防，可怕的是自己覺得沒有藥醫，可怕的是抗癌觀念錯誤和無法釋懷的心情。

印象中，媽媽生病的時候異常辛苦，擔心孩子還這麼小、擔心工作的事情、擔心身體能否康復的問題，更要不斷尋找任何可以治療的方法……，雖然辛苦，但因為媽媽堅強樂觀的個性，以及老天爺的保佑，終於能夠挺過這個生命中的劫數。尤其是媽媽覺得我們三個孩子，還年幼需要她，所以求生意志超強，在當時，幾乎抱著死馬當活馬醫的心裡，遍尋各種中、西醫療法、密醫、祕方……。總之，孩子需要她，所以不論什麼方式的治療，她都願意去嘗試。其實媽媽這種因為被需要而堅強的求生的意志，也深深影響著我，讓我覺得爸爸、媽媽將來是會需要我的，所以在這幾年創業的過程中特別努力，不輕易放棄（服裝設計科系畢業，走創意設計之路）。除此之外，媽媽超級樂觀的個性影響我更深，尤其在我創業過程每每遇到困境時，受到媽媽正面積極、樂觀開朗態度的激勵，就會給我克服難關的勇氣。

一直到二十六歲，我才開始喜歡和媽媽聊心事，可能是我比較會向媽媽撒嬌，再加上我和媽媽一樣都是走創業之路，自然想要跟媽媽討教一些創業的甘苦和寶貴意見，所以母女倆就變得比前更有話題可聊了！但和爸爸就比較少聊天，反而有時我會管管他。雖然爸爸比較大男人主義，可是總覺得爸爸像十七、十八歲的孩子，需要人家不斷的叮嚀，難免就會多向他嘮叨一些。對於爸媽的感情關係，其實我也很不能理解，爸爸只要扮演好父親應有的角色，做好份內該做的事，縱然在外面交女朋友，我們似乎也難以插手。但媽媽居然能睜一隻眼、閉一隻眼包容他！這是我不太能接受的地方，也是不想過問太多的痛處！

總之，媽媽對爸爸太好了，兩個人的關係還真的很微妙，雖然感情很好，是夫妻、是朋友、是夥伴，也經常吵架，但和好速度之快，也常讓人傻眼。記得有一次，姐姐打電話告訴我，爸媽吵到要拿刀互砍的程度，心急的我顧不得學校隔天要考試，趕緊回家關心，等我進家門時，沒想到會聽到姐姐說，他們已經和好一起出去喝咖啡了，頓時我的臉上出現三條線！即使他們的感情時好時壞，但確實又互相需要對方，他們這樣不圓滿的夫妻關係，是否能白頭偕老？老實說，連我都感到懷疑！不過，爸媽的婚姻能夠這樣持續地走下去，彼此一定有某些互相需要的關係存在吧！比如爸爸是媽媽情感上、心靈上的依賴者，而媽媽則是爸爸生活上、人際關係上的支援者。對於爸爸的感情世界，我想他應該是一個需要不斷交異性朋友，但又不能沒有老婆的男人吧！

媽媽曾經告訴過我：「其實癌症並不可怕，可怕的是自己覺得沒有藥醫！」所以這些年，當身邊朋友家人因為得到癌症而沮喪時，我也會轉訴這句話，藉以鼓勵對方不要輕易放棄生命的可貴。知道媽媽要出書，分享她如何抗癌的經驗，幫助癌症病友面對及解決身心方面的問題，進而激發癌症病友邁向成功抗癌之路……，讓我們都感到欣慰又自豪，因為媽媽不但走過如此艱辛的抗癌路程，如今還有能力幫助其他的癌症病友，這真是她的福報！也藉此讓媽媽能好好回顧這二十年來走過的風風雨雨，因為那一段過往，有著媽媽許多不為人知的苦與甘！我竭誠祝福媽媽再接再厲，再下一個二十年，能夠再創造屬於自己人生中許多的不可能！

陳明豐醫師的專業抗癌叮嚀

不向命運低頭、正確抗癌之道、尋求支持的力量，活下去！

雖然今日人人聞癌色變，但是對於癌症的治療，隨著現代醫學與生物科技的長足進步，治癌方法與觀念的種種突破，治癒癌症的機率已大為提升，堪稱值得欣慰之處。所以，**罹患癌症絕對不是代表世界末日**，這是癌症病人和家屬首先要突破的心理障礙。

癌症的治療，基本上主要區分為「直接殺滅癌細胞」以及「培養患者自身抗病能力」等兩大方向；殺滅癌細胞在中醫觀點視為「祛邪」，改善自體抗病能力稱為「扶正」。在癌症治療的角色之中，西醫比較擅長「祛邪」，比如殺滅癌細胞的過程，包括手術、放療、化療、標靶、栓塞……，西醫的手段較多；中醫則擅長「扶正」，也就是包含調節免疫，培養更理想的抗病能力的方法——故中西醫各有所長。所謂「扶正祛邪」的醫療觀念，最終主要是希望提升病人最佳的抗病能力，增進身體的免疫力，進而達到治病強身的目的。

本人從事癌症臨床醫療與研究已經二十多年，這些年來也陪伴了不少癌症患者，其中有些患者成功的戰勝癌症，開創了另一個人生。個人認為，向成功的抗癌鬥士學習抗癌之道，是非常值得抗癌人及家屬一起觀摹及學習的，而他們的抗癌奮鬥史，更值得大家共同探討和深思的。

那麼什麼是這些抗癌鬥士的致勝之道？我覺得他們具有三個共同的特點：第一，就是不向命運低頭的精神；第二，是沒有迷失抗癌方向；第三，則是背後具備強而有力的支持者，這個支持者或者是家人、朋友、醫師，或者是自己的宗教信仰，或者是支持性的抗癌團體。

不向命運低頭的精神，是抗癌成功最重要的要素

因為抗癌是一條極其艱辛的道路，除了要不斷忍受手術、放療及化療的痛苦，也會時時刻刻面對癌症的復發及死亡的陰影，癌症患者的痛苦是很難用言語去形容的。面對未知的命運，其內心的孤單，就算是至親的家人，有時也很難理解；面對那麼大的困苦及恐懼擺在眼前，必須要有相當大的勇氣，才能堅強的活下去，並且繼續抗癌。**抗癌的路上最怕的就是失去活下去的勇氣**，有些患者面對手術、化療或放療，想到必須承受的痛苦，就已經畏戰先逃，舉白旗投降了，因而放棄正規治療。那種絕望及無助的感覺，會讓人體內抗癌的免疫細胞一潰不振！

然而，不管是第三期的晚期癌症，或者是已經轉移至遠處的末期癌症患者，我們確實都可以看到那

些不向命運低頭的頑強抗癌者，奇蹟似地存活下來的真實案例（即使是部分末期癌症患者無法痊癒，到最後離開了這個世界），他們在抗癌的過程中，體悟到人生的可貴，並徹底的改變自己，在痛苦的磨練中領悟生命的真諦，都是值得我們省思和學習的。

找對正確的抗癌方向，是抗癌成功第二個重要的要素

有些癌症患者一知道自己得了癌症，就亂了方寸，他們因為害怕手術、化療及放療的副作用，而尋求中草藥或偏方，最後常因意外的副作用或延誤治療的時機，而喪失根治的機會。事實上目前被證實可以直接抗癌的治療方法，就是手術、化療、放療、栓塞、荷爾蒙及標靶等西醫療法，而其他的中草藥、針灸、按摩、營養品補充、氣功等，只可以當作輔助療法，以加強患者本身抗癌的能力或減輕西醫療法的副作用。這就好像是在打仗時，前方要有精銳的部隊，但仍需有後方源源不斷的補給及醫療救援，否則很難獲得最後的勝利。很多患者對飲食抱著誤解，他們相信吃太多營養或肉類會促進腫瘤的成長，因此，在放、化療期間也不敢吃太多東西，最後則因營養不良，而在抗癌的戰爭中敗陣下來。事實上，營養的補充及攝取對正在接受放、化療的患者而言，相當重要。雖然有許多的研究報告指出，適當限制飲

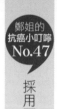

採用正規的醫療方法，再佐以輔助療法，多管齊下才能達到抗癌的效益。

食的熱量，多吃黃綠色蔬菜水果及多吃魚，可以減少癌症的發生，但是那是預防性的，對於正在進行放、化療的病人而言，不一定是合適的。

因此，**找一位對輔助療法有深刻了解的醫師，對癌症病患而言是相當重要的**。他們會用較宏觀的視野，在不同的時期教導你該如何吃、如何運動、如何改變生活型態，並且支持你走過心靈的坎坷路。事實上，有一些研究已經顯示，適當的營養補充、運動、生活型態的改變與心理支持，可以提升癌症患者的生活品質，甚至延長生命，但是這些都是在正規的醫療上，再加上各種輔助療法，才能達到的效益。有些患者寧可放棄正規的治療方法，而去服用很多高貴的保健食品，以至於最後在經濟上彈盡援絕。雖然有些保健食品（如：雲芝多糖、魚油ＤＨＡ膠囊或麩氨酸等）在臨床或實驗報告上，可以提升化療效果或減輕化療的副作用，但它們仍是輔助的角色。一位整合醫學的專家，可以指引你正確的抗癌方向，以免你走偏了路，不但花錢無法消災，還喪失了治療的黃金時機。

尋求背後有強而有力的支持者，是抗癌成功第三個重要的要素

這個支持者，可以是家人、朋友、醫師、自己的宗教信仰、或者是支持性的抗癌團體。家人雖是最重要的支持者，但長期的照顧常造成家人身心的疲憊。當病患剛知道罹癌時，事實上家人也會同樣陷入煎熬，到底要不要接受手術呢？是否也要接受化療及放療？是不是有什麼方法可以沒有副作用又能治癒

癌症？家屬的心情會隨著患者的病情起伏，這時候如果能加入一個病友支持團體，是再好不過的事。因為**別人的抗癌經驗可以成為自己的借鏡，而透過彼此的關懷及打氣，的確可以讓癌症患者增加不少抗癌的勇氣**。過去的研究已經顯示，加入支持團體的乳癌患者，他們的情緒比未加入支持團體的乳癌患者較為穩定，而且存活期甚至可能增加了一倍。如果說癌症是人類最大的苦難，那麼藉由彼此的愛與關懷，我們就能坦然面對一切的苦難，並且有機會戰勝病魔的挑戰！

陳明豐醫師的治療回顧與癌症防治經驗談

陳明豐醫師實地訪談【2010/09/14 採訪】

Q1：請根據自己多年臨床經驗，分享癌症的認知以及長年和病患接觸的親身感受。

A：(1)癌症是可怕的疾病，而且不斷竄升高居國人死亡原因的第一位。癌症最可怕的是早期沒有明顯症狀，除非平時提高警覺，定期做健康檢查，否則發現時大多已是無可治癒的晚期，導致無法避免的死亡。

(2)多年來與癌症病患接觸過程中發現，癌症病患接受治療是否能獲得療效，與病患對癌症治療的正確認知、病患本身的心情及家屬的支持度，有密切關係。

(3) 如何婉轉告知病人得到癌症的事實，也是一個很深的學問。對病人而言，當下被宣判罹癌那種打擊是很大的。那麼該怎麼告知患者病情，才能讓病人的心情很快的平復，從憤怒、憂慮、討價還價的心理陰影走出來呢？最好的處置方式是，一方面讓病患清楚自己的病情，另一方面讓病人和家屬，盡快知道最佳的治療方式和該有的心理建設，如此他們才能知道如何走下一步。

癌症有時會牽涉到死亡的威脅，抗癌人不免要面對生命的意義、生命的終極……等問題，如果能在人生信仰、宗教方面有所寄託與追尋，對自己抗癌的情緒與鬥志也會有幫助的。

(4) 許多病患都非常擔心癌症是否復發的問題，其實背後最核心的原因應該是害怕死亡。對一個人來講，當發現自己得到癌症，心理和生理都會產生很大的變化和衝擊，癌症病人暗自仍會畏懼死亡，是很正常的現象。所以，我覺得所有癌症病人，都有必要好好去思考、探討什麼叫做「死亡」的問題，比如：為什麼那麼害怕死亡？究竟是怕什麼？生命有什麼意義？當癌友更深一層去探討死亡及生命意義之後，反而就比較不那麼害怕死亡了。此外，大部分的癌症病患最擔心的，恐怕還是家裡狀況和未完成的心願，尤其是年輕的癌症病患更是如此，這個問題正突顯病人需要的是心情的轉換，以及家人的支持和正常運作。

Q2：請談談鄭梨華女士當初罹癌、抗癌的過程。

A：我認識鄭女士大約在民國八十一年四到五月左右，那時我剛從日本留學回國不久。鄭女士表示，她罹患直腸癌，已經開刀且已接受化療，但又復發。在那個時代，治療大腸直腸癌的化療藥只有一種，但治療效果不好，所以當時在經歷兩次手術都不見成效後，她有意直奔日本接受治療，可是在日本如果沒有健保，醫療費用是相當昂貴的，更何況是癌症的治療。我建議她繼續在國內接受化療及放療的合併治療，如果腫瘤縮小後再開刀。由於放療、化療同時進行副作用相當大，所以建議她治療期間合併使用中藥及雲芝多糖（當時台灣很少人會使用，因為價格非常昂貴），來緩解放療、化療的副作用並提高免疫力，放療、化療之後則服用高劑量抗氧化劑（類ＳＯＤ作用）以清除自由基，前後治療差不多三年之久。我比較佩服的是，鄭女士一直都很配合醫師的治療，直到完全康復為止，治療過程中她仍持續經營自己的事業，而且日漸茁壯，這必須有相當的勇氣及毅力才能達成。

Q3：請談談您對鄭梨華女士抗癌成功的感受及啟發。

A：我覺得鄭女士她能夠抗癌成功最主要的原因，是她積極接受治療的態度，一直不放棄自己。很多患者一聽到開刀、化療或放療，想到可能面臨的副作用，就自動放棄正統醫療，轉而尋求偏方或草藥的治療，我並不是說偏方或草藥絕對無效，只是它們未經科學驗證，無法得知有效的成功率。鄭女士勇敢的接受開刀、化療及放療，然後在專家指導下接受各種輔助療法，這應該是她戰勝癌症的最主要原因。

另一方面，很多人得了癌症以後不是怨天尤人，就是陷入憂鬱的情緒低谷裡，但是鄭女士卻仍然抱持著樂觀的態度、堅強的信念，反而是她比我們都還忙，最後不僅戰勝癌症，更積極地開拓自己的事業，甚至加入助人的行列（高雄市抗癌服務協會）。我深信，這種樂天向上的態度，也應該是她能戰勝癌症的因素之一。當然她背後有一個很強的支持系統，也是很重要的，包括她的妹妹（主要是娘家的力量）、工作上的知己伙伴……等。

Q4：站在醫師專業的立場，對於一位面對開刀、化療及放療等，一系列艱苦過程的癌症患者，請提供您的忠告或建議，哪些是抗癌路上最該注意的細節？

A：我覺得最重要的有以下幾點：

(1)不盲從：不管是看醫生還是吃保健食品，都要有一個質疑及研究的態度，要不然別人說吃什麼可以抗癌，就道聽塗說，隨便服用偏方或草藥，最後吃虧的還是自己。最好多搜集有關癌症治療的相關資訊，病患如有必要服用保健食品，最好要有專家的建議及監督，不要盲從。

(2)多詢問第二意見：有時同樣的癌症，不同的醫師會有不同見解，多詢問第二意見可增加癌症治療的可信度。

(3)多管齊下：有些中草藥或保健食品可輔助癌症治療，協助患者有更多體力去面對開刀、化療或放療的挑戰，但必須在專家指導下使用比較可靠。比如中藥，以中醫來講就是調理氣血，對抗癌症並不是只有吃中藥就好，還要配合其他相關治療以及專家的指導，多管齊下才能見效。

(4)正確的飲食觀念：飲食以均衡為原則，多吃黃綠色的蔬菜水果、多吃魚。若可能的話多吃五穀或糙米飯。烹調盡可能少油炸，素食者則宜注意蛋白質充足的重要性。放療、化療時宜補充足夠的營養，尤其是蛋白質食物。

一位優秀的醫師通常是有良好溝通能力的人，能開放自己，尊重病人跟親友所提的任何問題，並且願意分析病人治療相關的問題，有完整的癌症生物學的知識，能掌握病人癌症的變化，對癌症的治療更有全盤的了解。

(5)適當的運動：臨床經驗證實，癌細胞在缺氧的情況下最容易成長，適當的運動是恢復正常細胞自癒功能的重要方法（癌細胞最怕氧氣）。後來發現，正確的呼吸之道，其實對抗癌也很幫助，但現代人大都生活太忙碌、壓力太大，因此，正確的吐納深呼吸和適當的運動習慣，兩者等同重要，不僅有助心情放鬆與安定，亦有助自律神經調整與免疫力提升（註：可續參閱附錄一：「癌症與自律神經失調」的相關專題探討）。

(6)重視情緒的調整：癌症患者常容易壓抑自己的情緒，而且自己承擔太多責任，癌症患者應學習多愛自己一點，並且適當的表達內在壓抑的情緒。對於罹癌這件事要從正面的角度去看待，或許癌症的目的，是讓我們重新去省思生命的意義，知道什麼樣的生活是自己最想過的。唯有了解生命的意義，並且盡情快樂生活的人，才能樂觀勇敢的面對癌症及死亡的挑戰！

王重榮醫師的癌症防治建議

重新認識放射治療……

什麼叫做「放射治療」？簡言之，就是利用高能射線來治療腫瘤。用來治療腫瘤的高能射線有很多種，如光子射線、電子射線、質子射線，目前最常用的放射治療機為高能直線加速器，其所釋出的X射線是屬於光子射線。過去常被使用的鈷六十機器是利用Gamma射線，亦屬於光子射線之一種，但由於治療副作用大，且不夠精密，目前幾乎已少被使用了。

惡性腫瘤是由許多不受正常基因控制的細胞所組成，但與一般細胞一樣，都有細胞核，核內有著細胞生存的重要物質——DNA（去氧核醣核酸）。放射治療就是利用高能射線，直接或間接利用形成的自由基，打斷細胞核內的DNA構造，造成腫瘤細胞失去生存的機能，進而壞死或凋亡。如同其他醫療處置一般，放射治療有固定的專業步驟，治療次數及劑量須由專科醫師因病情需要決定。

所有惡性腫瘤都適合放射治療嗎？當然不是！接受放射治療是有其適應性的，目前惡性腫瘤的治療主要有三大利器，除了放射治療外，尚有手術及化學治療，有些腫瘤利用手術切除即可，有些則須放射治療合併化學治療。

在大型醫院裡，很少有醫師像放射腫瘤科醫師，如此長時間、廣泛而深入的接觸癌症病人，儘管它的屬性獨特，但是放射腫瘤科醫師的專業工作卻非常明確，很難有其他的醫師可以取代：

1 癌症諮詢：提供相關科別醫師的癌症諮詢，決定病人是否需要接受放射線或其他的相關治療。

2 治療規劃：擬訂放射線治療計畫，規劃治療範圍，決定照射劑量及療程。

3 療效評估：評估腫瘤的反應以及治療的副作用，以決定治療是否繼續、中斷或修正。

4 癌病追蹤：癌症的長期追蹤，以了解腫瘤是否復發、轉移等等。

放射腫瘤科的病患，疾病種類分布極廣，年齡從一歲到九十多歲都有，病情則以中晚期居多。這些病患或是初診斷，或是癌症復發、轉移，經過各科醫師轉介，病人對自己的病情通常已有一定程度的認識。放射腫瘤科醫師除上述的臨床工作外，有非常重要的一部分工作是對病患及家屬溝通病情，給予病人及家屬心理上必要的支持與安定（註：以上內容摘自高雄長庚紀念醫院《放射治療衛教手冊》第七版，有助讀者大致明瞭放射腫瘤科的診治梗概，亦有助於了解鄭梨華女士當年，如何受益於高雄長庚醫院王重榮醫師，他所提供的詳細諮詢與長期追蹤診斷）。

王重榮醫師實地訪談【2010/09/17 採訪】

王重榮醫師的治療回顧與癌症防治經驗談

Q1：請根據自己多年放射腫瘤科的臨床經驗，談一談直腸癌的現況，以及鄭梨華女士當初在貴院治療的情況。

A：過去二十餘年在高雄長庚醫院放射腫瘤科的服務經驗，工作上和癌症病人有非常多接觸的機會。以直腸癌而言，直腸癌的位置如果是距離肛門上方七公分以內，稱為低位直腸癌，鄭女士的情況正好就是屬於低位直腸癌，這種直腸癌的手術稱為「腹部會陰切除術」（Abdomino-Perineal Resection，簡稱ＡＰＲ），這是直腸外科領域最繁複的手術，即使自動縫合的技術已經相當成熟，有經驗的直腸外科醫師也需要四到六小時才能完成。手術時會將腫瘤、淋巴腺、肛門、會陰一併摘除，手術結束時必需在病人腹部多做一個永久性人工肛門（permanent colostomy）做為日後排便之用。如果是中高位直腸癌（肛門上方七公分或更高），手術方法稱為「低前位切除術」（Low Anterior Resection，簡稱ＬＡＲ），這種手術只切除腫瘤及淋巴腺，病人將來可以正常排便。如果為了傷口復原較好，ＬＡＲ之後也可做暫時性人工肛門（temporal colostomy），等幾個月後再把暫時性人工肛門封閉起來，這種情形的手術稱為「結腸吻合術」（Hartmann procedure）。

直腸癌的分期標準在一九九〇年代以Modified Astler-Coller系統，使用最為廣泛（二〇〇〇年以後則以AJCC系統為主），這個分期系統按嚴重度分為A（第一期）、B1、B2、B3（第二期）、C1、C2、C3（第三期）、D（第四期），第三期末是指C3，它是指腫瘤已經穿過腸壁侵犯到旁邊的軟組織，並且合併有局部淋巴移轉。這種情況下，因侵犯及擴散已相當嚴重，即使手術將腫瘤切除，一些眼睛看不到的微細腫瘤在組織或小淋巴管裡面的風險仍然很高，經常會有復發的情形。很不幸的，鄭理事長手術後不到三個月就復發了。對於復發的腫瘤，我們考慮大概有三個可能的方案：

- 方案A：直接再進行第二次手術。但是因為切除範圍是有限的，會不會手術完後又有第三個、甚至第四個腫瘤在切除範圍外又長出來呢？
- 方案B：因為放射及化學治療可以涵蓋較大的範圍，所以考慮先做放射及化學治療，如果可以控制下來最好，如果不行的話，再另案處置。
- 方案C：（延續方案B）經放射及化療後，腫瘤雖然沒有完全控制下，但已經變小或生長速度也已經緩和下來，再進行較小範圍的切除。

對於鄭女士的治療我們執行了方案C，以結果而言還算是成功的。順便提一下方案C，假如是初次診斷的病人（不是復發的案例），先以放射及化療讓腫瘤縮小後再開刀，會不會比直接開刀要好呢？最近幾年德國、瑞典針對兩個方案（即方案A及方案C）進行大規模的隨機臨床試驗，發現後者（方案C）復發率較低、存活率較高，更重要的是，一部分原先必需做ＡＰＲ的病人，因腫瘤縮小（downstage），可以改開ＬＡＲ，肛門得以保留。現在國內不少醫院，針對這些低位、較為晚期的直腸癌病例，會建議在第一次手術前先做放射及化療，理由在此。

鄭梨華女士是於民國八十年五月三日來本院做大腸直腸檢查，經確認是直腸癌第三期合併淋巴轉移C3，亦即是第三期末接近第四期的重大病患了。值得注意的是，直腸癌中晚期的病人通常特別容易復發。比如鄭女士於八十年五月三十一日在本院第一次開刀取出惡性腫瘤，這個手術很大，分別是把直腸肛門拿掉（改換人工肛門），並做淋巴腺的切除。但不到三個月的時間，鄭女士肛門切口附近的地方，馬上又復發長出一顆像花生般大小的腫瘤，而且還擴散到淋巴組織，當時的主治醫師范宏二院長，旋即安排放療和化療同時接續醫治。放射治療剛開始，是由林口長庚調來高雄的一位醫師負責診治，沒多久那位原來治療的醫師又調回林口長庚總院了，所以後來才固定在我這裡持續看診、追蹤檢查。鄭女士從八十年九月十一日開始放射治療，做到十一月四日才結束，主要在骨盆腔、會陰處、直腸肛門開刀地方做放療（中間開始有併同做化療，由范院長負責）。

翻開鄭女士厚厚一疊的病歷，事後回想，其實當初她的預後狀況與我們設想的有所出入，因為花了好大力氣開了第一次的刀、並做完放療和化療，可是鄭女士的病況依然沒有完全控制下來，主要是因為肛門切口復發的腫瘤，雖然從大顆變成較小顆，但並沒有完全消失，癌痛依然困擾著她，顯然當時的預後狀況不佳。不得已，又在八十一年二月二十一日於會陰部、肛門周圍（腫瘤復發處做切除）再開第次二刀，當時開刀缺口很大，又加上鄭女士先前同時做放療和化療，整個人顯得元氣大傷、復原緩慢，所以術後預後狀況不是想像中的理想。

Q2：既然當初執行方案C的結果算是成功，可是預後狀況依然不佳卻是事實，請進一步說明當初必須做放射治療的考量，並請簡單說明放射治療跟化學療法的差別。

A：前面有提到，中晚期癌症病人開完刀容易復發，放療的作用主要是預防癌細胞再復發，許多病人對於放療的作用，反而多停留在撲滅癌細胞這層意義上而已。一般而言，會做放射治療的主要是針對三種病人，第一類病人是不願意開刀或者不能開刀者，都可以做放射治療法。第二類就像鄭女士這一類的，開完刀後腫瘤復發比較快，技術上是把腫瘤拿掉以後，這些病人追蹤後發現容易復發，開完刀一兩個月，便開始做放射治療或併同化學治療，這些都是預防癌細胞再復發的措施，雖然不是百分之百預防，但是有助延緩癌細胞的復發。第三類是更晚期、接近末期者，有一部分的末期癌症患者，會發生轉移（諸如轉移到肝、肺……等器官）現象，這些已經轉移的病患，外科醫生認為開刀已經無效或者不好開刀者，就建議做放射治療，這一類的病人其實占放射治療不少的比例。

此外，放射治療跟化學療法差別在於：化學療法屬於打針、藥物治療（口服）方式，而放射療法是無藥物，用機器照射殺死癌細胞（但也會殺死部分正常細胞）的方式治療。然而在幾十年的演變中，由於醫療儀器的長足改進，加上放射治療條件的改變，使得放射療法日趨精準、更具療效。

總之，放療的好處是：癌細胞復發的比較慢，正常細胞恢復得比較快。放射治療大概約需一到兩個月的時間，對正常細胞的負擔或副作用，通常比較輕或是局部性，不像化學治療，對正常細胞的殺傷力是全面而巨大的。

Q3：就我所知，鄭女士當年放療結束後，似乎仍有不少後遺症。

A：針對鄭女士這類的病例，放療需要注意的是：病人的食慾會變差、腹瀉、體重下降三到五公斤左右、頻尿、體力變得很差（粗重工作須暫停），更嚴重者是不停的拉肚子。但時至今日，放療的機器設備因汰舊換新的很快，已大幅減輕病患的副作用，因此治療期間或許大大減少上述的那些問題了。但還有一些副作用並不會馬上出現，而是慢慢發生，例如：最嚴重的是性功能受到影響、更年期提早，以及腸子阻塞。

談到性功能的問題，主要是因為直腸癌開刀再加上放療的關係，因為女性的骨盆腔部位一旦做放療，卵巢就變得沒有功能了，此外，做放射療法，女性的產道會比較乾燥，導致性功能影響受到傷害，無法跟正常人一樣。因此，在做這方面的放射治療時，醫師一定都會跟病人先溝通清楚，尤其是年輕女性，只是不曉得鄭女士當初能否完全接受這樣的事實。至於腸子阻塞，不完全是因放療引起，有可能是開刀後做放療，腸子被放射線照射過度，加上開刀當中已經觸摸比較厲害，腸子本身感受力會降低。

Q4：請再談談鄭梨華女士抗癌成功的感受以及啟發，她的抗癌故事對你未來的醫療工作有什麼影響呢？

A：過去十幾年來，按照我們的臨床經驗，其實大腸直腸癌只要是第三期的患者，多半預後的效果都是欠佳的。因為通常發現的時候，癌細胞都已經蔓延開來了，比如鄭女士當年第一時間診斷，就已經蔓延到附近的淋巴腺了。而這類的癌症病患如果沒有積極有效的治療，最後又很容易轉移至肝臟及肺臟，所以後面的追蹤治療是非常重要的。

針對這個案例，我會建議直腸癌患者一開完刀後，前面兩年必須密集追蹤、檢查，因為開完刀之後，最危險的就是三到五年這段時間，尤其前面的一到兩年更是復發的高峰期，所以須持續三至五年的追蹤、檢查，直到五年之後才比較穩定。

鄭女士因為個性滿開朗的，雖然那時候癌症已經是第三期跟第四期之間，病情算是很嚴重的了，尤其當年的醫療技術和設備，都不像現在那般先進的情形下，可是她依然樂觀勇於面對殘酷的療程。有一件事最讓我記憶深刻的是，鄭女士當年都非常主動積極來跟我詢問、討論病情，很多、很細的問題都會追根究底、不斷追問。針對這類問題，只要病人有任何疑問，我都會鉅細靡遺，盡我所能地回答，並積極努力的做後續的追縱與診斷處置（在醫生可以接受的範圍以內）。此外，鄭女士一直非常配合本院的後續追蹤、檢查，時間到了她都會固定依約前來醫院做治療或追蹤。幸好八十一年下半年之後病情轉好，恢復的速度令人印象深刻，甚至不敢置信。

所以這些年來，我有一個很深的感觸，就是在醫生和病人的關係中，想要戰勝癌症，除了醫療群的努力之外，一半也要靠病人的努力！什麼樣的努力呢？比如病人應該積極表現自己奮戰不懈的抗癌意願和決心，讓主治醫師明白你的抗癌鬥志，而鄭女士鍥而不捨、永不放棄的抗癌精神，就是最好的借鏡案例。

抗癌者自己的努力及奮戰不懈的抗癌意願和決心態度，關乎抗癌最後的成敗與否，懂得主動開口詢問、與醫師討論病情、請求協助、個性積極樂觀、懂得廣泛收集資訊……都會影響復健的最後成效。

雖然認識鄭女士已經二十年了，但一直到現在才知道她背後有那麼多辛酸的故事，也讓我深刻體會到，醫師看病時不經意的每一句話，每一個輕微的決定，都會對病人的命運產生深遠的影響，這特別讓我謹記在心。我在長庚醫院工作，接觸這類的癌症病人已經二十幾年了，不下幾千個病患，也有一些類似於鄭理事長經歷坎坷、艱辛的抗癌案例，所以，每一個抗癌成功的故事，對其他許多徬徨中的病人，都是莫大的鼓舞和啟發，或許我也應該鼓勵他們，請他們把抗癌的點點滴滴也寫下來，裨益更多的抗癌人及家屬。

Q5：**請依據個人專業臨床經驗，針對大腸直腸癌有潛在風險的民眾提出個人建議。**

A：現代人飲食攝取過多油脂，加上環境汙染因素，食品當中含有許多致癌物，消化系統長期受到汙染，使得大腸直腸癌已躍升為國人癌症新增案例第一位。根據衛生署國民健康局統計，大腸直腸癌全年新增人數已逾萬人，首度超過肝癌，成為「新國病」。但大腸直腸癌只要早期發現，以手術切除或合併放射治療，五年存活率高達百分之九十三。所以，它並不是那麼難以治療的癌症。

可惜有大約百分之二十到二十五的患者發現時已是第四期，癌細胞遠端轉移到肝臟、肺臟等重要器官，腫瘤往往因為過大，或是位置敏感而無法直接施予手術，五年存活率只剩不到百分之五！進一步分析各期五年存活率，發現早期個案（第零期與第一期），經治療後五年存活率可高達八成以上，反觀發現時若是第四期，五年存活率僅剩百分之十二。

因此，為建立國人大腸直腸癌各期存活率，以評估癌症治療成效，衛生署國民健康局從民國九十三至九十七年度，由全國四十四家醫院所申報三萬六千多筆大腸癌期別資料，分析國人五年內大腸各期別的新診斷個案數以及存活率，結果發現從零到四期，以第三期新診斷個案數最高，占百分之二十九，其次是第二期百分之二十七和末期百分之二十三，零期和第一期僅占百分之二十一，顯見國人發現罹患大腸直腸癌，往往已經接近末期。

大腸直腸癌愈早發現，存活率愈高。但資料分析發現，國人五十到六十九歲，兩年內曾做過大腸直腸癌篩檢的只有百分之十，且有三成糞便潛血檢查陽性民眾，會逃避做大腸鏡檢查，但他們之中有半數，大腸內造成腸癌病變的瘜肉可能已生成，更有百分之四已罹癌。

目前大腸直腸癌最常用的篩檢工具為大便潛血試驗，且政府有補助五十至六十九歲民眾每兩年一次免費的糞便潛血篩檢，目前台灣已經有無痛內視鏡室進行「無痛大腸鏡篩檢」，不但能讓病人在受檢過程更輕鬆、舒適，同時新型麻醉法劑量低，受檢者可隨時被喚醒，降低過去大腸鏡檢查所帶來的不適與噁心感。另外要注意排便情形，如出現血便、黑便及排便習慣改變，諸如大便直徑變細、排便次數增加、稀便與出現頑固性的上腹痛等，就須盡快就醫找專業醫師的協助，以便早期發現、早期治療。

在工作中創造出屬於自己的另一片新天地

與生命中的事業貴人共同打造創業夢想！

記得發病後的前半年，歷經兩次手術、放療、化療的洗禮，抗癌方式頂多只在食療上做根本的大改變，至於輔助療法這領域則是完全陌生，甚至走錯方向。一開始先受到李豐博士撰寫的書所影響，再來則是由李金旆先生和陳明豐醫師引薦日本的保健食品，讓我嘗試服用。在身體狀況逐漸康復後，因緣際會與李金旆先生等幾個朋友合夥創業，後來又因為看了孫安迪博士寫的幾本書，以其書內所提供的素材和資訊為依據，並藉著每年籌組藥師參訪團，前往日本參加健康食品展、藥局藥粧展的機會，了解藥粧通路的需求，來做為引進公司產品的決策參考，對於自己沒有研究、自己不相信的產品絕對不會隨便引進。而我和我的家人，及最要好的朋友也都是產品的使用者。

其實，人生的際遇有時候很難用什麼道理來解釋。在我抗癌最困難的那一段時間，幾乎都是在雅芳度過，所以一直非常感謝雅芳。

同時，因為抗癌，讓我的視野從雅芳轉移到健康食品，繼而走向創業之路，再從保健食品的經營，一路發展到現在的生物科技公司。民國八十七年，在雅芳做滿十年時，我就成為雅芳第一批退休的區域經理。退休後，除了領到一筆退職金外，雅芳有一個特別的制度就是，只要你不放棄，它還是會讓你繼續保有組織，因此即使剛創業初期，我還是花部分的時間聯繫會員，照樣在雅芳領獎金。直到我的大女兒有意願，也有興趣接手我在雅芳的資源之後，我才順勢投入健康食品事業的經營。

雅芳除了上述這個非常人性化的制度外，教育訓練工作也做得非常好，讓我受益良多，對我日後的事業開創幫助極大，尤其讓我在保健食品、藥粧連鎖的通路建置，及在提供針對藥劑師、營養師、護理師的教育訓練上，發揮了獨特而創新的風格，因而受到業界的注目與探究。

回顧過往，無論是抗癌或者是創業成功的過程，我有一個很重要的個人特質就是：**懂得隨時請求協助**，只要可以找到幫助我身體康復的人事物或方法，我一定會開口請教並進而請求協助，一旦做好判斷及決定後，我一定勇於嘗試。這也是為什麼我在事業上、人生上，每當我遇到任何重大的困難時，好像冥冥中就會出現貴人，來助我一臂之力。

因抗癌成功將SOD-like保健食品當成終身不離的保健利器

為什麼我會走上健康產業——保健食品這條路，李金旆董事長無疑是一個很重要的推手。我因為抗癌，透過廖三鎮兄長間接認識李董事長，李董因家族事業橫跨日台兩地，當時已在日本長居十年之久，再經由他介紹認識陳明豐醫師。由於他們共同的留日背景，因緣際會讓我第一次真正接觸，並試著服用日本保健食品，如SOD-like（一種人體容易吸收的抗氧化物，有助於對抗自由基）等相關保健品，做為抗癌治病輔助之用，因為當時日本的健康食品比台灣發達，領先至少十五至二十年以上。抗癌的前二到三年，我除了服用陳明豐醫師開給我的中西醫藥方之外，也配合服用李董事長從日本丸紅商社的朋友那裡幫我帶回來的SOD-like健康食品。當我病情漸漸穩定、康復後，陳醫師開給我的中西醫藥方也就慢慢停用，唯獨這個產品仍繼續服用，直到現在，二十年來從未停過。也許是因為深入了解其保健功能，又因抗癌成功，迄今始終將其當成終身不離的保健良方。

那時候因為陳醫師幫我擬定了一連串的長期治療計畫，服用這些輔助療法的藥方後，李董事長周遭好友就積極鼓動他：「這個鄭梨華——得過癌症的人，吃了它居然可以抗癌成功（註：當然不是完全靠它治癒癌症的），我們為什麼不乾脆把這個東西引進到台灣來推廣？讓需要的人不用大老遠到日本去購買！」所以，從那時候開始，因為我的緣故，李董事長及他的幾個好朋友就邀約我，一同成立第一家健康食品公司——康儷國際股份有限公司，意思就是健康又美麗，口號是：「健康一等一，美麗百分百！」而我，也從此成為康儷的創始股東之一。

公司在一九九四年底籌備成立當時，我還沒有離開雅芳，一九九五年初公司開始正式運作，業務拓展、行銷都有專人負責，並設有副董、業務經理等幾個專職，至於李金旆董事長，因為他在日本最久，常年跟日本有生意往來，又通日文，所以公司主要由李董在坐鎮。初期我只是以類似顧問的方式參與，待我正式退出雅芳的工作圈後，才漸漸把重心轉移過來。真正投入約是在一九九八、一九九九年，也就是我的身體、心理狀況已臻康復的時候。

一開始從日本引進台灣的產品沒有幾種，最大宗還是以SOD-like相關保健品為主軸。因為當時最早在日本做為治療癌症輔助療法的，就是日本丹羽博士研發的SOD-like食品，再來是納豆激酶及魚油DHA，然後慢慢擴充，直到現在引進日本的產品已多達二十個品項。

提到液態SOD-like保健食品，台灣我可說是第一個吃到的癌症病患，但從來沒想過自己竟然會變成它的進口代理商，一切都是緣分吧！這種保健食品裡，主要有兩個成分，一個是從綠茶萃取的兒茶素，它含有高純度的Epigallocatechin Gallate（簡稱EGCG，乃綠茶中抗氧化活性最佳的兒茶素），具有抗癌、抑制癌細胞的功能，是經過臨床醫學證實的，受到當時日本醫藥界的肯定。第二個就是酵素（此酵素並不是我們所指的一般酵素），它是從米麥胚芽萃取出來，提供我們身體需要的體內酵素。這兩個主要成分，都具備對抗自由基的高抗氧化能力，其功能就像我們體內的超氧陰離子歧化酵素（SOD）。

從上面敘述來看，經營保健食品其實是需要具備一定的專業程度，所以必須要找到有專業背景的經理人來經營，才能達到事半功倍的成效。因為他還得經常跟醫院的相關人員、食品研究所研究人員，甚至衛生署相關單位接洽……，於是我們聘請一位剛從杏輝製藥廠業務部退休的經理，擔任公司的副總，由他負責拓展市場通路和行銷。雖然當時李董事長力薦我擔任總經理一職，但其實我大部分的時間都是負責公關、對應日本的廠商，以及挑選代理商品——對外的接洽多由我負責，公司內部則多半由李董事長和副董事長管理，前面幾年可說是與李董做了適切的分工。

談到產品開發與商品挑選，因為自己曾經走過抗癌這條路，經歷過不為人知的病痛煎熬，知道性命交關的嚴重性，當時正好有這個機緣踏上健康產業平臺，內心有一股強烈的使命感，不斷驅策著我務必很嚴謹的開發最好的商品給消費者。我得的是直腸癌，而大腸、直腸是關於人體的消化吸收，一旦惡化了，最先轉移的就是肝臟，所以照顧好整個消化系統是首要之務。因此除了SOD-like保健品之外，我第二個投入開發的產品就是益生菌，也就是現在市面上所說的「乳酸菌」，它是最好的益生菌。因為抱著要找最好的產品，而目前最好的益生菌幾乎都在日本，所以每次去日本一定精挑細選，再將最新、最好的益生菌產品帶回國內。

孫安迪博士的啟發

為了挑選最好的產品，自己參考研究各種有關保健食品方面的書籍，最後看到台大教授孫安迪博士所撰寫的《孫安迪再造免疫力》系列叢書，以及《孫安迪教你正確吃健康食品》。孫安迪醫師是國內眾所皆知的免疫學權威，他書裡告訴大家吃什麼樣的健康食品是最好的，這也提供了我挑選最好的保健食品極佳資訊和依據，其中洋洋灑灑列出的抗氧化、調節免疫、抗衰老、抑菌排毒、抗癌防癌……等一系列專業論點，不僅深刻啟發了我的抗癌保健觀，還大大增強了我在保健食品事業經營上的信心。這些年來，我們公司開發或引進的新商品，幾乎也都可以在上述的專業論點中，找到相互印證的連結。

由於李董事長對我的器重，讓我覺得必須做出一點像樣的成績，才不辜負大家對我的信任。除了負責國外的產品開發重責，平時業務部門看一下、盯一下外，我還特別投入輔導公司各地經銷商的工作，發揮我在教育訓練的專長與興趣，無非希望把公司經營得有聲有色。此外，為了開拓大陸的市場，從一九九九到二〇〇三這三、四年期間，我投入相當多的時間和心力，起初比較密集每個月會赴大陸，每次大概十天或二十天，做好開路先鋒的前導及紮根工作；等一切漸漸上了軌道之後，目前則約一個月過去一週，其他時間就交由我們自己派駐的台灣幹部負責。

那時候一面工作，一面就跟周遭朋友分享我抗癌成功的過去種種因由，很多朋友聽了我的故事後，竟也不自覺的幫忙義務宣傳。自己當時參與扶輪社認識的社友，紛紛邀請周遭認識的癌症朋友到我們公司來聊聊，讓他們知道罹患癌症只要治療得法，就不是那麼嚴重的不治之症，而我本身就是最好的活教材。總是在一派輕鬆兜著圈聊天的時候，就會聽到有人嚷著：「你們看，這位歐巴桑看起來像是個癌症重症的病人嗎？這款年紀還是這麼白泡泡、水噹噹哩！」這是工作當中有趣的插曲。

由於個性外向使然，李董事長知道我過去在雅芳帶兵打仗，善於帶人帶心的風評，總是讓我適才適性的發揮長才。當時又因為投入扶輪社和高雄市抗癌服務協會的社團事務，占用了我一部分的時間，一直到二〇〇五年，才有比較充裕的時間投入行銷通路。

在行銷通路上，主要是和藥粧聯繫為主，在和藥粧的人逐漸熟稔後，就以康儷總經理的身分，多次和他們一起赴日研修，或參加健康食品展、藥局藥粧展。當時，因為我們公司和日本富士藥廠有多年來往的關係，所以就安排這些藥局的老闆，參觀富士藥廠所屬的藥局。以前參觀這些所屬藥局是不能隨意拍照的，但透過我們的引薦，他們就同意為同行的參訪者開放拍照的限制。就這樣跟藥局建立了良好的互動，無意間，也為我的人際關係開啟了另一扇窗，並讓個人的事業擴增了新的版圖。

她的樂觀，讓朋友更想挺她、支持她

專訪生命中第一位創業伙伴——李金旆（康儷股份有限公司董事長）【2010/09/07 採訪】

依稀記得，一九九二年第一次見到鄭梨華時，她是拖著病奄奄的身體來拜訪我，希望我能幫她引見陳明豐醫師。當時她整個人幾乎一點元氣也沒有，看起來好像是個五十到六十歲風中殘燭的老人，跟現在美麗、健康又風趣的她比較起來，實在是判若兩人。

當初，她的同鄉表親廖三鎮跟我都是留日同學會的一員，當時廖兄跟我說他有一位台灣親戚得了癌症，問我在台灣或日本，有沒有認識醫術比較精湛又熟悉的醫生，能不能幫忙介紹，或是有可以讓她直接到日本接受治療的管道……，我就這樣間接認識了她。其實，陳明豐醫師也是我們當時留日同學會的一員，更是其中的佼佼者，那時正巧完成日本國立富山醫科藥科大學的醫學博士學位，準備學成返國服務。

其實，很多事情說來都是機緣。當時日本的健康食品正好在萌芽階段，我因緣際會看了很多的資料，從媒體注意到SOD等健康食品的保健功效報導。我已經忘了是我叫她喝的，還是陳明豐醫師要她喝的，但從一開始都是我，或託我的朋友往返日本之時，帶回來拿給她服用的。對鄭總而言，不論是陳醫師這個貴人，或者是SOD等保健食品的輔助，誤打誤撞，很幸運的就這樣治好了她的癌症，重現生命的曙光，就像多年前我跟她說的，也許是妳命不該絕吧！哈哈！

因為工作的關係，這些年來碰過很多的癌症病友，我覺得鄭姐（因她年紀比我稍長，有時候私下會這樣對她親切暱稱）最後可以戰勝癌症，除了聽從醫師的正確治療之外，應該還有兩個很重要的原因：第一，她本身是一個很樂天的人，樂觀積極的個性在對抗癌症的風暴時，是一種很神祕的自我防衛力量；第二，當時我剛從日本回來，她卻想到日本去治療癌症，當下直覺台灣跟日本的治療理念不同，所以也不是很贊成她冒險到日本去，尤其當時台日兩地的醫藥界，也都對癌症末期束手無策，剛好那個時候日本正開始大力研發健康食品，就建議她從日本買健康食品回來嘗試看看，最後她能漸漸的康復，大家也都覺得是奇蹟。但我覺得這不是奇蹟，是很多因素的聚合，才改變了她的病情進而好轉起來。上述兩個條件，我認為是她抗癌最終成功很重要的原因。

在這裡我特別要補充個人的經驗談。其實我從小就得了小兒麻痺症，所以外觀上我也不是一個完全健康的人，也因為這樣子，我個人針對健康這個議題，格外重視心理層面的問題——因為人不管生什麼病，只要快樂就會好得快，鬱卒就會加重病情。多年來，我一直深信：一個人快樂的時候，身體裡面的細胞活性會強化自體免疫力機制，所以我喜歡跟快樂的人在一起，因為我的生活也會過得比較快樂、健康。而鄭總她會好起來，我認為多半也是因為她的樂觀個性使然，身邊的朋友跟她在一起，都被她活潑快樂的氣氛所感染，進而挺她、支持她。

俗諺說，「憂鬱殺死一隻貓」；反之，樂觀快樂的心情可以活化身體細胞，強化自體免疫力機制，令身體健康。多接觸快樂的人事物，就會多些正面的想法與態度，進而產生一種神祕的自我防衛力量。

說真的，自我從日本回來，至今跟她認識也有二十年了，她個性上沒什麼改變，不過，這種個性是好的。尤其，現在看起來她比以前還年輕更健康，一點都沒變老，所以我常開玩笑說她是「妖精」、「小女人」！

當初一回國，我是先回到自己的家族事業（建德工業）工作，現在也是如此。至於大家為什麼最後會成為創業伙伴，也都是機緣所促成的。當然其中一個很重要的因素，是大家看到健康食品對鄭姐輔助療效的見證，所以才會有信心催生康儷這家公司。比較有趣的是，當初成立康儷公司時，並沒有刻意說要由誰出來做，只是幾個好朋友講一講就做了，而且還做到相當的規模，目前台灣的

ＳＯＤ保健食品市場，幾乎大部分都是我們公司囊括的（李董小叮嚀：有一點要特別聲明，以免大家誤解。ＳＯＤ主要是消除自由基，自由基引發很多疾病，把自由基消除掉，很多疾病自然就會好起來，所以ＳＯＤ對治病並沒有直接的療效，也並非萬靈丹，它不是用來治病；它是保健食品，因為身體中的自由基很多，而它的作用是把自由基清除掉，讓人體本身的免疫力變好，進而增強人體的抗病能力——其本身對癌症並不具直接的療效）。

鄭總是我們公司的創始股東，一直到現在都是。一開始會挺她，覺得可能是上輩子欠她的啦（哈哈）！但我覺得她做得很好，所以才有現在的成就。她個性橫衝直撞，很有事業心，做事情也非常有效率，事半功倍，確實是一個不可多得的人才，因此我從來不覺得她是個女生，反而一直把她當成哥倆在看待，有什麼話都會很直接跟她講清楚，從不拐彎抹角的；再加上她的身體狀況又遇到人生重大的變故，所以我覺得這樣的人應該要支持她，就這樣直到現在。

我覺得經營企業的關鍵，就是找對領頭經營的那個人，這是我二十幾年來，經營好幾家企業的心得見證。鄭姐是個具多方面才幹的ＣＥＯ，說她是現代女強人也不為過，總經理這個位置真的是蠻適合她發揮的舞臺。此外，康儷是一家經營「健康」和「美麗」的公司，因為鄭總生過一場大病，是個從死亡邊緣爬回來的人，對生命再造的體悟，絕對比一般人深刻而強烈。在她身體逐漸痊癒之後，整個人精神煥發，有如脫胎換骨一般，每一年看起來都是這麼年輕、美麗，所以談「健康」和「美麗」的產業她最有資格，因此，當時我覺得由她來統合領導公司，成功的機會一定比較大，而她果然也不負眾望。總之，找到對人，企業就拼得起來，人不對，你再怎樣去拜託誰也拼不起來！

「清調補完」——你一定要知道的養生之道

身體力行「自我健康管理」的4大守則。

因為自己曾經是直腸癌的病患，所以對這方面的相關訊息平時就會特別注意。根據行政院衛生署最近幾年的「癌症登記報告」，大腸直腸癌已蟬聯所有癌症發生人數的第一名，平均每四十到五十分鐘就有一個人得到，不到二十年的時間，大腸直腸癌竟然已成為台灣的「新國病」。更值得注意的是，大腸直腸癌有愈來愈年輕化趨勢（其實當年我不也是三十幾歲的年紀就得了此症），歸納其中原因，包括飲食習慣逐漸西化、上班族外食人口增多、攝取過多的油脂，以及缺乏攝取蔬菜水果膳食纖維等食物，加上工作壓力、沒有時間運動等因素，導致腸道問題一籮筐，長時間若沒有妥當改善，就很有可能成為罹患大腸直腸癌的高危險群。

因此，如何維持腸道健康，便成為現代人必修的健康課題。我曾在國內的健康養生雜誌上看過這樣的一份報導，專家認為「腸道要健康有力，不可缺少三大成分，也可稱為『腸道三健客』，即包括乳酸菌、木寡醣、水溶性膳食纖維」。乳酸菌可於人體腸道內形成生物膜，對身體而言可形成一種屏障作用，阻止致病菌靠近腸道的上皮細胞，進而預防致病菌於腸道定居及繁殖，並能促進腸道蠕動，有助排便；木寡醣則是供給乳酸菌充沛的能量，讓乳酸菌效果加強；膳食纖維飲食的適度強化，則有益於清腸、排便。

鄭姐的抗癌小叮嚀 No.52

「病從口入」，飲食宜把握二多四少、二不四要的原則。二多四少：多纖、多樣化、少鹽、少糖、少油、少熱量；二不四要：不偏食、不過量、食材要原態、來源要新鮮、蔬果要多彩、烹調要得當，如此才能減少身體的負擔及病變的發生。

上述的腸道保健觀點應該是相當值得參考的，但以我過去的經驗，我認為首要之道，還是要先從個人的飲食方式根本改變做起，因為我自己就是典型的錯誤飲食而致癌的受害者。就如我以前吃的東西，很多都是不健康的垃圾食物，尤其特別喜歡吃油炸類的東西，例如炸花生、牛肉乾……等加工食品，蔬果類等天然有營養的東西反而吃得少，真是所謂「病從口入」啊！但為了健康改變飲食習慣，現在的我竟然特別喜歡吃燙青菜加蒜頭，再放入一點點家鄉西螺的大同醬油，真是美味極了！在生病期間看了很多有關健康養生的書，從書本裡學到吃什麼樣的食物對「抗癌、防癌」有幫助，就盡量在生活上做這樣的改變。以前可以恃無忌憚的吃愛吃的東西，但是現在只淺嚐的吃一點，如牛排以前可以大盤、大盤的吃，現在就只吃十分之一左右，解解饞就好；油炸的東西更是少吃了，如果無法避免吃到油炸的食物，就會先把皮剝掉再吃，而且還常跟家人和朋友說：「真要吃炸雞的話，就要先準備兩條紙巾，輕輕將炸雞包起來捏一捏，給炸雞按摩一下做個SPA（把油先捏出來），讓紙巾幫你吃油！」所以哪天去買炸雞吃的時候，記得先跟服務人員要兩條紙巾，讓它先幫你吸完油再吃，至少可以減輕油炸食物對我們身體的副作用。

其實**不僅是腸道的保健，任何疾病的治療調養，都不脫離落實健康的飲食、規律的生活作息、適量運動、適當釋放壓力等幾個基本概念**。但是究竟有多少人真正每天身體力行「均衡飲食」、「適度運動」的健康生活？身處繁忙、壓力高的都市環境中，礙於現實生活及工作忙碌，大部分人都無法實踐這兩項身體保健的金科玉律。加上每天吸收食物、水、空氣等中的污染物，都在無聲無息地蠶食我們的健康，日久就形成各種慢性疾病，所以愈來愈多人透過食用保健食品（或稱健康食品）來增強抵抗力、保障健康。在日本、北美洲及歐洲等先進國家的保健食品市場向來十分龐大，每年都持續增長，台灣的情況亦不遑多讓，這種現象正突顯現代社會，每個人對自我健康維護的殷切需求。

由於過去的抗癌成功歷程，每次跟其他病友分享時，都會先提到陳明豐醫師給我的保健觀念，那就是要先把脾胃腸道等消化系統調理好了，體力才會慢慢恢復，免疫、自癒能力才會漸漸提升。甚至在為公司通路的藥劑師、營養師上課分享時，也是開宗明義的說，一定要先把腸胃消化道顧好，因為當身體有了好的食物**消化力**，才有**吸收力**，有吸收力才有**營養力**，有營養力才有**體力**，有了體力才有**免疫力**，這是我一直對外分享的「五力說」，這同時也是很重要的抗癌復健過程。

保健「五力說」：腸胃的健康與身體的免疫力系統息息相關，抗癌復健過程首要先把腸胃消化道顧好，身體才會有消化力、吸收力、營養力、體力、免疫力。此五力，也是很重要的抗癌復健過程。

抗癌要成功除了這樣做之外，擅長中西醫整合療法的陳醫師認為，癌症患者如果想要有效提升自身的抗病能力，中藥調理只是第一步，如果經濟能力許可，最好再配合相關的輔助治療與靜心調養等，多管齊下更能有相輔相成的效果。所以陳醫師除了調配中藥給我喝之外，還建議我可以吃適量的健康食品，他還補充說，「當你藉由健康食品來輔助抗癌的時候，一定要特別注意一些條件：第一，就是產品必須經過科學驗證，臨床實驗出來的東西才可信任。第二，自己的病況是什麼樣程度，就要用什麼樣的方式做輔助，最好有醫生的檢核鑑定比較妥當。畢竟，經過專家的指導總是比較客觀，才不會黑白聽、胡亂吃。」因此，當時我就是靠陳醫師幫我用中藥調理，再加雲芝多糖，以及SOD-like食品三樣輔助療法的「扶正」，維持長達兩年多，直到康復之後，才停掉中藥以及雲芝多糖，不過SOD-like食品則服用至今未曾停歇。

因此可以說，我不僅是一位體驗健康食品輔助效果的見證人，也是一個務實主義的抗癌鬥士，用過去抗病的經驗和嚴謹客觀的態度，來判斷適合自己的輔助療法。近兩三年來我也開始接觸、體會並力行「清調補完」養生之道。

這些年來，我嘗試過無數有關抗癌、防癌的健康調養方式，也一直尋找較為簡便的保健之道。因為現代人每天有太多不健康的東西進入腸胃道裡，致使我們健康的第一道篩選就沒有做好把關。記得一至二年前，世界衛生組織（WHO）曾公布的全球十大垃圾食物，這些同時也是兒童、年輕人特別喜歡吃的東西，最好避免食用為佳：

1油炸類食品

- 導致心血管疾病的元凶（油炸澱粉）。
- 含致癌物質。
- 破壞維生素，使蛋白質變性。

2醃製類食品

- 導致高血壓及腎臟負擔過重，也會導致鼻咽癌。
- 影響黏膜系統（對腸胃有害）。
- 易得潰瘍和發炎。

3加工類肉食品（肉乾、肉鬆、香腸等）

- 含三大致癌物質之一：亞硝酸鹽（防腐和顯色作用）。
- 含大量防腐劑（加重肝臟負擔）。

4餅乾類食品（不含低溫烘烤和全麥餅乾）

- 食用香精和色素過多（對肝臟功能造成負擔）。

健康防癌第一關（同時也是最簡單的保健之道）：吃健康的食物。

- 嚴重破壞維生素。
- 熱量過多、營養成分低。

5 汽水可樂類食品

- 含磷酸、碳酸，會帶走體內大量的鈣。
- 含糖量過高，喝後有飽脹感，影響正餐。

6 方便類食品（主要指泡麵和膨化食品）

- 鹽分過高，含防腐劑、香精（損肝）。
- 只有熱量，沒有營養。

7 罐頭類食品（包括魚肉類和水果類）

- 破壞維生素，使蛋白質變性。
- 熱量過多，營養成分低。

8 話梅蜜餞類食品（果脯）

- 含三大致癌物質之一：亞硝酸鹽（防腐和顯色作用）。
- 鹽分過高，含防腐劑、香精（損肝）。

9冷凍甜品類食品（冰淇淋、冰棒和各種雪糕）

- 含奶油極易引起肥胖。
- 含糖量過高影響正餐。

10燒烤類食品

- 含大量「三苯四丙比」（三大致癌物質之首）。
- 一隻烤雞腿＝六十支煙的毒性。

此外，有人曾說過，台灣人是全世界第一愛吃藥的民族，身體酸痛就吃藥，感冒也吃藥，大大小小的病痛趕快去醫院拿藥吃，難道是因為台灣的健保制度拿藥太便宜了嗎？曾經有聽到一則笑話，小孩子生病看醫生只要吃藥三天就好的話，那個醫生就被說成很厲害！殊不知那些藥裡面都含有很重的類固醇和抗生素，人體吃下去腸胃都會受到傷害的。

以上林林總總的對身體有害的食物或藥品，日積月累進入我們的身體，就會演變成潛在的慢性病或癌症高危險群。所以我現在正在推動一個新的健康概念，這也是日本醫生教我的，在日本稱為「補完療法」，我們則稱其為「清調補完」養生保健之道：

- 清，就是清除體內毒素，做好腸道環保。

台灣人愛吃藥，藥與毒是一體兩面，真有必要時才服藥，否則日積月累進入我們的身體，就會演變成潛在的慢性病或癌症高危險群，不可不慎！

- 調，調整腸道機能，培養好菌相，做到肝膽排毒。
- 補，補充調整、血液淨化及機能補強保健。
- 完，完整修護，細胞修護保健。

「清調補完」的概念，是由日本補完醫療健康協會的博士群融合日本、中國、西方醫療保健概念，提出的養生保健之道，他們協會裡面有很多醫生，透過多年實際經驗的體會加以彙整的一套延年益壽健康概念。除了必須注意日常生活調理、正確營養、身體體能的訓練外，這個概念也強調適當的服用養生保健補益之品，是行之有效的保健措施。

自己身體力行過一段時間後，深深覺得身體就是要這樣來養生保健，所以就把「清調補完」這個健康概念帶回國內，先從周遭的家人、朋友、公司同仁開始宣導。

其實「清調補完」本身就是一套很好的「自我健康管理」方式，因為當我們的身體發生問題時，其實都會有警訊，只是一般來說我們的警覺性都不是那麼足夠罷了。如果「清調補完」這個簡單的健康四大守則，能確實為對我們每個人帶來助益，那麼，也許每一個人就都可以成為自己或家人的健康管理師，這是是我最樂觀其成的。

清：清除毒素——腸道環保

腸道是人體最大的免疫器官，百分之七十的淋巴分布於此，**一旦腸道老化，身體對抗病毒、細菌的能力便下降**，食物殘渣在腸腔內停留過久，易發酵產生脹氣，同時還會產生大量毒性物質，如此毒素、細菌便更容易侵入血液循環系統，而使身體的負擔加重。

所以，「清」就是要清理腸道裡面不好的囤積物，包括腸道中的廢氣、廢水和宿便。因為我們的大腸、直腸裡頭有很多皺摺，宿便、廢水和廢氣若沒有清理掉，就會囤積在身體裡，大腸會再吸收這些毒素，很多疾病就會因此慢慢衍生。所以腸道一定要經常清理，就像我們居家的水溝、水槽，必須時常清洗一樣。

此外，「清」也是指清理、排毒，其又可具體細分為：淨血、清腸和排毒，如血液毒素的排除、過度自由基的清除、汗液的排毒等。

調：調整機能——腸道保健

「調」是調理我們的腸道。

人體的胃負責處理食物的消化，小腸則是負責吸收食物養分的重要器官，所以小腸如果沒有顧好，一旦小腸黏膜受傷、破洞，那麼吃進去的東西，好壞都會被吸收，尤其有毒的東西就更容易進入體內的血液、細胞裡，再進入肝臟，如此一來身體就更容易生病了。**小腸為什麼會受傷？**因為我們從小到大，吃太多所謂的抗生素、抗消炎藥、類固醇，這些都會傷害小腸黏膜，所以維護健康一定要先把小腸、腸胃調整好，這也就是為什麼現在會有那麼多乳酸菌上市的緣故。總之，好的益生菌可以改變整個人的健康狀況：一般來說，腸裡有好的菌相，人就會有好的「面相」；如果「面相」不好，表示體內生病，從臉上的氣色是可以看得出來的。

人體腸道內的菌叢（Microflora）是屬於動態的平衡，不同菌種會不斷競爭生存的空間，當人體因免疫力下降、偏食（少吃新鮮的蔬果）、長期使用抗生素、腸胃道功能異常、體內酸鹼值改變等因素的影響，可能就會使得體內菌叢生態的平衡受到干擾。此時，體內的壞菌即會趁機急速繁殖，對人體造成健康上的威脅，其症狀包括：經常腹瀉或便祕、脹氣、糞便惡臭、消化功能下降、咽喉發炎、陰道念珠菌感染、容易產生食物過敏等症狀，這時如果適時補充益菌，就可以改善腸道內細菌生態的平衡。簡言之，益菌會使腸道產生一種微酸性的環境，可使壞菌或病源菌的生長受到抑制。

既然談到壞菌對人體的影響，就不能不談到最近在全世界非常熱門的話題——腸漏症，因為現在於臨床發現，腸道長期處於發炎受傷的時候，壞菌就很容易經由腸道細微的小縫隙進入血液中到處流竄，造成身體各部位不明原因的疾病，追根究底後發現疾病的源頭，竟然是因為腸漏症所引起的相關問題，可見腸道的保健對人體健康是多麼的重要。

補：補充調整——血液淨化、機能補強

人體的血液一旦變得黏稠，血液就難以流動，黏稠的主要原因在於血液中多餘的膽固醇、脂肪、糖分、鹽分所造成。如此一來，血液不但會變得無法正常運行，最後還會導致動脈硬化並形成血栓。所以適當的調整飲食與生活習慣，再搭配一些簡單、適當的運動，便能雙重達到淨化血液的功效。

淨化血液後，就可開始檢視我們身體的機能，是否有需要做修護及強化的部分。我們每天生活的環境充滿太多有害身體的因素，造成身體機能的不斷損傷，所以針對特定修護及適當的保健食品攝取，就成為我們機能補強的首選。

當然一個好的保健食品，首先一定要有好的來源及嚴格的製造與品管，更重要的是定量標準化，且有科學臨床數據又能達到效果的產品，而不是人云亦云，誇大不實，甚至是有害人體的產品。

完：完整修護——細胞修護

身體的ＤＮＡ就是一套對細胞下指令的密碼，它會告訴細胞如何生長和分裂。正常的細胞在接受ＤＮＡ指令的同時也會產生一些突變，但是細胞是有能力修復這些突變，如果修復不了這些突變，這些細胞通常都會死去。然而，有些突變不但無法修復，還會使得這些細胞繼續生長從而產生癌症，突變會

導致癌細胞的壽命超出正常值，進而使癌細胞的堆積。基因突變是癌症的發展初期，科學研究發現：細胞需要經過許多變化才能轉變成為癌症，所以，只要由身體最小的分子「細胞」做完整的修復，就可以平衡自由基，進而預防老化及重大疾病上身。

因此，人體一定要適時修補細胞，否則一旦細胞受到傷害、有瑕疵，那麼複製出來的細胞就跟著有瑕疵，甚至就會進一步癌化。

配合清、調、補、完的觀念同步執行，來調整人體內的血管、淋巴管、腸道、泌尿、皮膚、呼吸等六大通道，進而可以調理人體的九大系統（運動、消化、呼吸、循環、泌尿和生殖、神經、內分泌、感覺、免疫），讓垃圾出得去，營養補得進來，內部環境清潔健康了，免疫力也就提高了，許多慢性病就會自行痊癒——這就是完善的「清調補完」養生之道。

「清調補完」養生之道可以調整人體內的六大通道及九大系統，目的在於讓細胞正常化，即「細胞正常化＝免疫力」的道理，做好體內環保，免疫力提高了，許多慢性病就會自行痊癒。

記得新高橋連鎖藥局陳國明總經理的胞兄，兩年前得到肺癌第三期時，陳總經理特別來找我請益過去的抗癌歷程，他曾接受高雄市抗癌服務協會《年度特刊》主編彭遠（本書的撰稿者）的一段訪談，最後願借用其中有一段談話做結尾：

「凡走過艱苦抗癌歷程的人所講出來的話，特別有力量。陳總經理深深感謝鄭梨華理事長的現身說法，讓他的兄長在罹癌後仍深具信心接受醫師治療⋯⋯，目前兄長病情控制良好，依然在他的公司上班，活躍如常。也因為自己的哥哥罹癌，讓他體悟癌症並不可怕，因為正常人都有癌細胞，只要懂得『細胞正常化＝免疫力』的道理——必須竭盡全力讓人體的腸道維持健康、潔淨，才能讓小腸正常吸收食物的養分，提升免疫抗體。反之，當腸道累積過多的毒素（有害菌），正常細胞就會弱化、無法提供人體運作的氧氣，日積月累下，免疫力就會退化而百病叢生。因此，如何增強腸道的有益菌（創造細胞的活性），以及提高抗自由基能量（免於破壞正常細胞），兩者可以相輔相成，成為一種「身體自然療法」，不用依賴偏方，其他的交給主治醫師（正規療法），癌症病人恢復健康的機率就會大大增強（註：可參閱附錄三）。」

調整生活重心——工作第一，家庭第二

事業成功，是我自助助人的踏腳石！

這二十年來，幾乎是每隔五年，我就會冥冥中遇到貴人相助。第一個五年的貴人，就是為我開刀、看診、治療的幾個醫生，以及雅芳的會員與團隊——那五年，是我人生當中從黯淡、谷底到起死回生，最戲劇化的一段生命歷程。第二個五年的貴人，就一起在雅芳工作的十幾個好姐妹，及在康儷那段期間創業合作摸索期的事業伙伴。這段時間也是我工作深耕、事業轉型重要的轉捩點，特別是那十幾個好姐妹，她們實在是太支持我了，一支持就十五年，我在雅芳正式員工年資不過十年，退休還讓我領了百萬多的退休金！第三個五年的貴人，是工作中認識的人脈，前半期代表康儷公司前往中國大陸當開路先鋒，後半期則跟藥粧通路的人逐漸熟悉，那段時間不僅深刻體驗了很多與過去不同的生活歷練，也為後來獨自創業打下了重要的根基。最近這五年，不僅自行創業成功，又和藥粧通路的陳國明總經理、林振弘營運長，展開了更廣泛的事業發展合作里程碑。

工作變情人，也是生活和感情的寄託

從「康儷」到「久禾」、台灣CROSS，我深深覺得這將近十年的時間，工作就是我的情人，也是我生活和感情的寄託。我最大的心靈依靠還是我的工作，說實在的，在我生病之後，除了身體的健康照顧之外，我幾乎把工作擺第一，婚姻擺第二，也許與小孩漸漸大了也有關係，所以對自己的工作，我幾乎是百分之百全心的投入！而且我對工作的要求很嚴謹，這是這幾年來自己很清楚的事情：工作第一，家庭第二。

很多人都說，家庭應該是最重要的，但是自從我生病之後，生命有如第二次重生，這麼多年經歷下來，我反而覺得工作對我而言才是最重要的！因為有了工作，我才有能力把家庭照顧好，有了好的經濟能力才能把自己的身體照顧好，若沒有經濟當後盾，是無法解決很多壓力和問題的。對很多癌症病人來說，在醫療過程中，沒有錢是一件嚴酷的考驗，所以我才深刻體會：事業成功、經濟無虞，是自助助人的踏腳石。我一定要生活無缺，才能夠在抗癌這條路上走得無礙，也才有能力幫助別人走出這條荊棘之路。我們除了在精神上帶給別人慰藉，也要有可以在實質上幫助抗癌人和家屬的能力才行，這一直是我生病以來體驗自奉的信念。

我常想，我一定要**先將自己照顧好**，當我有能力賺錢、事業有成，就有能力幫助別人，這是先決條件。假若沒辦法照顧好自己，還必須要仰賴家人才能生活，那究竟能靠家人照顧多久呢？常聽老一輩的

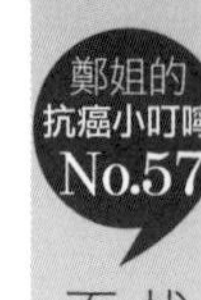

找出自己生命的寄託和動力，或許是工作、或許是家人、或許是你未完成的夢想，只要是能讓你積極面對人生、對抗疾病的，都好。

人在說：「若要向別人伸長手，那是一件很痛苦的事，比生病還難過！」所以，這是我的基本邏輯：工作第一，家庭第二。因為工作給我一個很大的使命感和動力來源，所以在抗癌的路上，我一直有一個明確的目標——快點好起來，趕快去賺到錢，自助助人。

我的婚姻經驗，也讓我的工作觀變得不一樣。我常常跟公司的員工講，當一個人在婚姻舞台上不能盡情演出時，你就必須在事業上扮演成為一個出色的演員，它一樣會讓你的生命擁有不凡的成就感。不過，一切還是看你的選擇是什麼，有的人是兩邊都顧不好……！

我是一個做事比較果斷的人，既然放低在婚姻中的比重，就想要在事業的領域上發揮我的長處，這或許跟我與生俱來有一種不認輸的個性有關吧！所以事業，應該算是我的愛人！就像我在做教育訓練的時候告訴員工的：「你要好好認識商品才能把商品賣得好，你要跟你的產品談戀愛！不談戀愛怎麼將它的好處介紹給顧客呢？」

鄭姐變鄭潔，其實我是鄭梨華

在公司經營上，我都把員工當成家人對待，員工也把我視同自家人，因為當碰到困難的時候，只有家人才會同心一致面對問題，合力解決問題。我的員工一旦進來公司，都會跟著我很久，除非他自己想要離開，否則我是不會辭退人家的。

我在公司裡也是最不像老闆的老闆，我們公司的同仁都隨意叫我，例如：「老大」，我就說，「老大都被抓去綠島關了！」或是有時候突然想到就叫：「親愛的」、「BOSS」，反正他們高興叫什麼都可以！但最多的還是叫我「鄭姐」，很少聽到他們叫我「鄭總」，包括陳國明總經理都稱呼我為「鄭姐」，而藥粧通路的人也幾乎都稱我「鄭姐」。

有個笑話是這樣的，以前有顧客的小孩、員工的小孩，還包括通路客戶的小孩，好幾個看到我就叫我「鄭姐阿姨」，他們誤以為我的名字叫做「鄭潔」，純潔的「潔」。後來他們才知道，原來我叫「鄭梨華」，而不是「鄭潔」哩！包括陳總比我年紀大的人都叫我鄭姐。所以，我跟員工之間是沒有距離感的，我對待員工就像一家人一樣。

其實我都跟公司同仁說，我希望自己是一個有魅力的工作伙伴，反而不太願意說我是老闆，我常跟他們說，大家是我的工作伙伴，或是家人。在工作上，我最想要找到的是一個志同道合的伙伴，來做有意義和有效率的事。

因為自己曾經走過抗癌這條路，所以我的經營哲學就是——堅持要給顧客「感到很放心，而且是百分之一百安全」的東西，這是我對產品嚴格要求的堅持。再來是對客戶，我非常注重承諾，誠信是很重要的，一個人如果沒有誠信，就什麼都不用談了，所以我寧願吃虧也不去占人家便宜，我既然承諾這件事，即使吃大虧（紅字、赤字），我也會努力去做到。也因為這樣，我跟我的客戶的情誼是很真誠的，很少中斷的，除非他的店不經營了，否則只要他們有需要同樣屬性的商品，再怎麼樣都會想到鄭姐公司的。因此，在公司經營上我秉持的就是一個「誠信」，從來不會出爾反爾，這是他們很願意跟我長期合作的主要理由。

專訪事業伙伴——陳國明（新高橋連鎖藥局、安健美股份有限公司總經理）&林振弘（安健美股份有限公司營運長）【2010/09/07 採訪】

自二〇〇五年開始，由於跟藥局的通路逐漸熟識，加上每一年的三月都參與中華商店協會（中華商協）舉辦的日本研修團，參加當地的藥局展跟健康食品展，幾年下來，我（指作者）也成為中華商協的一員。

這兩三年間經常與中華商協、中國大陸的「中國藥業連鎖協會」交流，希望憑藉彼此之間緊密的互動能夠開拓更多的市場，並邀請我們協助他們教育訓練、舉辦藥業高峰會。因此，我們每年都會參加他們的高峰會，和他們的通路商洽談合作。剛開始我們是去進行交流、協助教育訓練、參加高峰會，最終則是要拓展、深耕大陸市場。

一位意志堅韌的抗癌鬥士和工作夥伴【陳國明總經理實地訪談】

個人感覺鄭姐的個性跟我非常雷同，除了熱情且樂於分享外，對人也多了一份尊重，而且對做每一件事情都非常認真，由於這樣的人格特質會給人足夠的信賴感，因此從合作夥伴的角度而言，我們彼此都非常信任對方。

從實際合作關係而言，她是一個言行合一、待人誠信的人，所以彼此就能夠像哥兒們一樣一起打拼事業。在這個團隊合作的時代，說的話和做的事如果能夠一致，合作關係必然可長可久，因此，我們除了「安健美」的合作外，將來如還有其他事業可以共同經營，我一定會想到找她。因為除了上述那些特質之外，她做事情也很豪邁，且深具責任心，當大家有共同的目標與責任，就會凝聚更深的使命感，有使命感事業才有無限的發展空間。由於個性相似，所以物以類聚，這種難得的緣分，無論於公於私我都非常珍惜。

一開始認識鄭姐時，覺得她的意志力非常堅韌，但知道她原來是一位「抗癌鬥士」之後，更加令我肅然起敬。此外，她對於社團的服務、貢獻也是不遺餘力，幾乎把每一件事都當作是自己份內的事來看待，這也是一種無形的功德。因此，對她個人也好、對身邊的人或工作團隊，都是一件很有福報的事情，這種做人處世的態度，對整個社會而言都是非常好的借鏡。

我看她對疾病調養的過程，心態是非常積極堅持的，同時，我個人也認為，扶輪社以及高雄市抗癌服務協會這兩個團體，除了可以隨時幫助她自我提醒要好好照顧自己之外，透過群體的力量以及無私的精神，也讓鄭姐把自己的身心靈調適得很好——有這種懂得奉獻、付出並不忘照顧好自己的精神，病魔也自然就拱手投降了。

起先我只是她的客戶，之後透過「中華商協」的因緣，直到二〇〇七年「安健美醫藥聯盟」成立時——當時她是總幹事、也是上游代表——才因此更加深入的認識了彼此，之後我們也正式開始事業的合作。

我在台灣的藥界已經三十幾年了，真的非常難得能夠看到一位這麼有責任感、有擔當的女企業家。其實，安健美在剛創業的時候，是非常需要上游供應來源的密切配合才有辦法順利營運，那時候，鄭姐不僅投入了大量的資金，還承擔從外國進口產品的風險，目的就是為了讓安健美可以穩健的經營。

我們知道，做事業一定都是講求利益的，但是她的心態就是完全配合大局，暫時吃點虧、沒有利潤也沒問題，認為重要的是先把市場做大，把安健美做穩，她就是有這樣的格局。有人說格局愈高，高度就會提高，她的態度真是非常值得大家學習。一個人的格局要是不夠，高度就有限，結局當然也就不會精采！

所以，從我的眼光來看，鄭姐個人擁有那種格局和態度，再加上其麾下高效率的工作團隊，將來必定會發展成為一個國際性的公司——這是我的想法；尤其她現在培養的團隊相當堅強，事業未來充滿了無限的前景，不成功也難。

一位擁有3「S」態度的事業夥伴【林振弘營運長實地訪談】

鄭姐的工作生活態度，無論是公司經營、對待員工或是為社團奉獻，大致可以用三個S來簡要說明她的為人處世。

第一個S（Smile），對人隨時隨地都是笑容可掬，非常具有親和力，每個人都喜歡接近她。第二個S（Service），對任何人都是抱持合作和協助的態度，有一種樂於分享和服務的強烈特質，讓人願意張開雙臂接納她。第三個S（Say Yes），不論對任何人她總是持肯定積極的態度，即使客戶提出較不合理的要求，她仍然是以這樣的態度面對；如果事情遇到困難無法當下喬定，她也會先說好，然後再回去想辦法解決！日久也就能搏得客戶、朋友的充分信任。

這正是跟鄭姐認識好些年來，在合作上感受到她最大的與眾不同之處，事實上，就是因為這些特質，讓她馬不停蹄地投入工作，更因客戶和合作夥伴的推崇，促使她更積極的經營和發展事業。雖然她和員工、合作夥伴、客戶都是如此親近，但對於事業經營上的任何細節，她卻是絲毫不含糊輕忽的，甚至到把關極嚴的地步。

比方說，有一年獎勵各通路藥師和美容師的旅遊，鄭姐親自領軍並帶著客戶到日本參觀遊覽，過程中日本公司出現了服務上的一些瑕疵，她絲毫不客氣的為客戶的情緒把關，並向對方提出嚴厲的抗議和指責，因為對客戶的尊重及自我要求的高標準，也正是促使她能夠受到各方肯定及尊敬的原因之一。

她一向用健康的態度和客戶互動，對客戶絕不巴結奉承，對合作夥伴也是在互利，甚至讓利的原則下互動，一切只求圓滿雙贏或多贏。一般到客戶或經銷商那裡，通常都只會談到公司的發展能帶給對方的利益為何……，但她的概念卻是我能否協助你更壯大為首要考量，客戶也會因此感激她的建議和付出，因而讓彼此之間的關係更為密切。也因為這樣的格局和氣度，讓客戶和經銷商除了自身的合作關係更緊密外，也更樂於積極推薦合作對象給她。

特別值得一提的是，鄭姐樂於分享工作、生活中的點點滴滴，在出國過程中，只要看到有任何商機或事業經營上的好點子，亦或是生活上好吃、好玩的東西，都會無私的分享給周遭的人。這種樂在工作的態度，無形中激發了很多經營上的靈感和腦力的激盪，也因為為她這樣的樂於分享，所以無論是股東或員工都能因此不斷的成長。

再許一個20年，願對癌症防治事業奉獻心力

把對抗癌夥伴的感謝，轉化成實際的服務力量。

由於喜歡交朋友的緣故，二〇〇一年在李金旆董事長的鼓勵下，我加入了扶輪社，至今一晃就是十年。也因為加入扶輪社，讓我的人脈擴展得更廣，尤其是二〇〇五到二〇〇六年擔任扶輪社社長（國際5310地區），及二〇〇五到二〇〇八年期間，又身兼「社團法人高雄市抗癌服務協會」理事長的那段期間，又適逢自己的事業發展的新歷程，整個人可以說是忙翻了。

膺任高雄市抗癌服務協會理事長

談到加入「高雄市抗癌服務協會」的因緣，記得當初吳敦義擔任高雄市長期間，他的一位公務司機剛罹患肺癌，身體狀況似乎每況愈下，而這位司機的兒子很有心，他從別人那裡知道，我的癌症是透過

中西醫整合方式的調理好起來的，就打電話來詢問我有關過去抗癌的經驗，以及如何服用保健食品的相關問題，因此常常跟我連絡，請教抗癌心得，於是跟我提到高雄市抗癌服務協會，就這樣幫我推薦加入了協會。

剛加入協會初期，當時我的癌症已經康復三到四年左右了，只要有講座或戶外踏青活動，我多半都會參加。後來他們舉辦「抗癌鬥士」的選拔，我很幸運得到了第一屆「抗癌鬥士」的表揚，所以就這樣跟協會的互動慢慢不斷增加。之後，因為常常參加活動，又曾參與扶輪社的關係，所以就對社團的運作有更深入的了解，最後因為認同抗癌服務協會的成立宗旨和服務功能，一路從積極參與活動的會員做到理監事、理事長。

有鑑於癌症多年來，一直是威脅國人健康的第一號大敵，每一年就新增七萬九千八百多個癌症病友（二〇〇八年統計數據，二〇一一年四月衛生署國民健康局公布，平均每六分三十五秒就有一人罹患癌症，與二〇〇七年的六分五十六秒相較，縮短了二十一秒，顯示癌症對於國人健康與生命的威脅愈來愈嚴重，實在令人感到愕然與沉重），由此可知，台灣的抗癌大業確實任重道遠。

做為一個抗癌人，對過去癌症所帶給自己巨大的慘痛經歷，那是一輩子刻骨銘心的傷痕，唯有同是過來人，才能體會一路走來的辛酸。因此十餘年前，當我踏進「高雄市抗癌服務協會」的大門之時，就深切地感受到協會真的是一個非常溫馨的地方，於是便一頭栽進抗癌服務的行列，誠如本協會的服務宗旨與目標：

「癌症」是一種大病，但不是絕症。

從許多臨床實務經驗得知，罹患癌症，不僅是個人，包括整個家庭都陷入風暴當中。那種面對死亡的恐懼和隨之而來的龐大經濟壓力，讓癌症病友顯得脆弱，甚至不堪一擊！此時，如果有個過來人的病友或相關支持性團體，能耐心傾聽病患的心聲，並分享其抗癌成功的歷程，定能發揮安定病人和家屬的心情，促使積極面對治療。有鑒於此，一群曾罹患癌症，目前康復良好者及其家屬親友，以悲天憫人之胸懷，竭誠以本身抗癌之心路歷程及經驗分享，提供後來患者正確的抗癌觀念與心靈上的慰藉支持，並輔導病友及家屬建立協同治療、保健、預防之觀念，期能協助他們早日脫離病魔，重建生命的希望和信心。

- 短期目標：心靈重建。協助病友增強抗癌復建的信心與技巧，鼓勵病友積極參加活動、聯誼，並與會員交換抗癌經驗，有助抗癌人減輕罹癌壓力。總之，做好「心理建設」是一切癌症防治工作的第一道突破關口。
- 中期目標：生命重建。抗癌有如一個人在蒼茫大海中與暴風雨做生命搏鬥，是一段長期的身心靈全方位艱苦作戰。唯有成為真正的抗癌鬥士，才能挽救他（她）的家庭，進而提升工作鬥志，恢復正常快樂的生活。
- 長期目標：自渡渡人。當病友抗癌成功康復之後，見證自己一樣可以服務社會，一樣可以貢獻人群時，秉承自助助人的胸懷，讓「抗癌鬥士」的精神傳承、鼓舞更多的邊緣癌症病友，共同為癌症防治事業盡一份心力。

根據本會長期個案接觸與親身實際服務的經驗中，有些人（包括本會會員）一旦不幸罹患癌症，由於認識不清，感到相當恐懼、徬徨無助，甚至心理崩潰，從此無法面對現實，因而把自己封閉起來……。如何引導病友勇敢的走出來，平常心面對周遭的人與事，讓自己的心境得到轉念，進而忘掉病痛的存在，以求達到更好的治療效果，這是本會一直念茲在茲的服務範疇。此外，罹患癌症後身體已是極大痛苦，心靈不該再受到極大折磨，尤其擔負家計重責的病友，更是生命中不可承受之重。因此病友參加本會，不外希望獲得協會廣泛的支持與關懷，讓他（她）們得以一起勇敢面對抗癌的煎熬與甘苦，這正是本會服務宗旨所關注的另一焦點。

對癌症的認知愈多，愈能夠降低自己及家人的焦慮及恐慌。知識就是力量，愈能掌握病情就愈能了解更多解決方法，凡事就可以做正確的判斷及選擇，如要看哪一位醫生？選擇哪一種治療？是否嘗試中醫或其他另類療法……？不妨到癌症基金會或各地的防癌協會，可以搜集到更多癌症的資訊，幫助自己控制病情。

在二〇〇八年第一次卸任理事長（第五屆）的時候，本會服務的會員已多達四百到五百人，礙於當時公司正值起步階段，暫辭理事長職務，但仍以「諮詢理事長」身分持續關心會務發展。一直到二〇一一年三月，承蒙本會所有會員、理監事的厚愛，又再度被推選出來擔任第七屆理事長職務，心中誠惶誠恐，深感責任重大。

記得國內曾有一位罹患癌症的醫師，在抗癌成功後把自己多年來抗癌的經驗做總結，分享了幾個心得，其中一個就是鼓勵癌症病友要適時「發願助人」……。這使我想起本協會另一個重要推手——康高瑜執行長（人稱康老師，民國八十一年罹患胃癌，歷經手術切除三分之二的胃，以及長達五年的化療，終於戰勝癌症），從本會成立到現在，投入十六年的志工服務熱情，同時也感謝協會給予她生命重建與心靈成長的力量，讓她重拾健康與信心，進而成為本協會多年來會務推動的重要靈魂人物。

記得康執行長在本會十週年的一段心得感言：「說真的，我對本會的付出，就當作是自己的事業在經營，心中只有一個無私的目的，願以同理心協助、關懷癌症病人，讓徬徨無助的癌友及其家屬們感受到，在風雨中仍有一絲絲的溫暖和希望。在生命的轉彎處，一起攜手抗癌有成，重拾美好的人生。」如今再重讀一遍，依然感到心有戚戚焉，有如我此刻的心情。

不讓自己因為罹癌而從此沒事做

轉眼間罹癌已屆滿二十年，回想剛罹癌之初的驚恐、無助、絕望讓我一度不知如何面對。但是，好友的一句話：「梨華，你要勇敢面對它，絕對不要讓自己從此沒事做。」也因為這個念頭的轉換，讓我明白，**癌症並非是要你去對抗它、搏鬥它，而是要學習與癌共存**，從中找尋與癌症的相處之道，自然就會放鬆心情的去面對它、接受它、治療它。

千萬別以為罹癌以後就什麼事情都無法做，其實你甚至必須更努力的去過生活，找一個讓你可以堅定活下去的理由，並且學習與癌症共處的方法——因為罹患癌症並不是生命的結束，而是另一個新的生命的展開。

這是我在協會裡，從許許多多康復病友身上看到的真實情景，也從每一年頒發的「抗癌鬥士」身上，見證到另一個新生命的展開……。

陳明豐醫師在二〇一〇年十二月十八日，第一次受邀參加高雄抗癌服務協會「九十九年抗癌鬥士表揚暨歲末聯歡會」的活動並上台貴賓致詞，我特別記得他在發表致詞的時候，說了這樣的一段話：「二十多年來從許多癌症病患身上看到，抗癌這條路確實是一條非常艱辛、孤獨的道路，所以像『高雄市抗癌服務協會』這樣的支持性團體的存在，無疑給許多陷入在對抗癌症嚴重缺乏信心的患者，注入一股堅強而有力的希望和力量，這已在許多國外專業醫療文獻上，有愈來愈多的實證數據與報導。所以我相信，因為有貴會的存在，必然可以造福、協助更多的癌症病友以及家屬，也唯有你們才真正知道病患需要的是什麼，讓他們有勇氣面對未來嚴酷的挑戰，讓他們得以共同見證長期抗癌的成功與喜悅……。」

這一段話讓我格外深刻感受到，身為理事長的榮幸與責任重大。本會承蒙所有會員的支持與鼓勵，由當初的華路藍縷，到如今的成長、茁壯、穩健，十六年來秉持關懷、服務癌症病友的宗旨，推動各項活動，像是舉辦演講、座談宣導防癌和抗癌訊息，分享身心保健知識與健康飲食觀念；舉辦優惠健康檢查，提醒會員注意身體狀況；帶領會員踏青健行、知性旅遊，走向更寬廣的天地；設立癌症會員子女獎學金，以鼓勵會員子弟求學上進；透過愛心人士的捐款贊助，提撥急難慰助金，給大高雄地區大學院校的罹癌學生或家屬，讓他們直接或間接，接受本會的協助與持續的關懷；每年「抗癌鬥士」表揚暨歲末聯歡會的舉辦，藉由康復病友分享個人寶貴的抗癌心路歷程，幫助所有抗癌人增強對生命重建的信心和希望……等，這些會務的推展，一直都是本會不遺餘力的努力方向。

此外，從二〇一一年上半年起，陸續包括嘉義、大台南、大高雄、屏東等南部地區，共十四家大型醫院癌症中心，定期都會收到本會出版的《會訊》、《年度特刊》、《專書》或《專刊》，嘉惠更多南部地區的癌症病友及家屬，誠為本會擴大服務新的會務內容。

回首前塵，二十年前，我也曾經是一位受過很多貴人相助的癌症病患，如今我已經有能力回饋個人棉薄的力量了，願對癌症防治事業奉獻一份心力。「抗癌服務協會」將繼續從實地探訪病友的親身服務中，主動了解病友心聲和需求，深耕正確的抗癌觀念與處置，進而傳承、報導更多「抗癌鬥士」的奮鬥歷程與寶貴經驗，祈能激勵大多數會員與廣大讀者的共鳴與回響……。希望匯聚更多的有心人士，秉持「自渡渡人」的胸懷，願點一盞心燈，一成十、十成百、百成千，幫助更多的抗癌人，得以重建生命的熱情和希望。

專訪高雄市抗癌服務協會執行長——康高瑜【2010/09/09 採訪】

她是一個快樂又愛幫助別人的成功抗癌人

鄭理事長加入協會的時間很早，大概是協會成立的第三年（約民國八十五到八十六年）；因為她經由朋友介紹，參加協會舉辦的座談會，我才有機會進而認識她。鄭理事長是在八十至八十一年期間密集治療直腸癌，之後經過一段長時間的調養，康復後又積極投入工作，甚至有一段時間還常去大陸駐點，所以剛開始的時候，她來參加協會活動的次數並不多。一直到了陳昌平理事長任內（民國九十一年五月至九十四年五月），那幾年她的身體恢復得更健康，事業也做得更順利，所以對協會活動的參與也就更為積極了。又因為當時她加入各類社團，如說扶輪社，有許多生意上往來的朋友、客戶，她都會很熱心的介紹他們來認識協會，所以在陳理事長任內，她與協會的互動就非常密切了。

當陳昌平理事長任期將屆滿之際，協會必須尋覓接任的理事長人選時，考量到她不僅是個事業有成的企業家，還是個抗癌人，是相當合適的理事長人選，所以第五屆第一次會員大會改選理監事時，她就在眾望所歸之下，當選了第五屆的理事長（九十四年五月至九十七年五月）。

本會理事長任期為三年，所以有相當充裕的時間來做規劃，進而可以發揮理事長對癌症防治事業的理念和期許。鄭理事長果然不負眾望，三年任內不僅熱心帶領會務活動——尤其是較大型的宣導活動或戶外踏青旅遊的帶團帶隊，都在她熱情推動下，辦得有聲有色；甚至於在她所有參與所屬的社團中，也都會利用適當的場合或機會，介紹我們協會，呼籲她周遭熟識的人脈，有錢出錢、有力出力，每一場的活動也都能或多或少獲得贊助。因為這樣，在她任內的那幾年，可以說是協會最蓬勃發展的時候。

我們協會服務的績效是歷年不斷累積下來的，到她任內更是大放光彩。在鄭理事長的帶領下，整個志工團隊士氣高昂，志工們任勞任怨的付出，所以在她卸任後的第一年（九十七年十月），協會就榮獲志工業務評鑑優等獎，九十八年又榮獲高雄市八大績優團隊獎，雖然不是在她任內獲獎，但說起來鄭理事長功不可沒。

協會一路走來，早先對於「會務顧問」並不懂得善加運用，一直到鄭理事長任內，正式的顧問團才成立，並發揮了應有的效能，鄭理事長利用機會讓顧問認識協會，進而對協會財務有多方面的助益。本著人溺己溺、有錢出錢的善念，鄭理事長在任內發揮到極點。

值得一提的是，第五屆理監事任內，本會有一位林榮宗理事，是加油站的老闆，他在加油站放置發票愛心箱，讓加油的人隨手把發票放到愛心箱中，那幾年收到的發票都有五、六千張。鄭理事長也依循此模式，在她所屬公司的各家門市擺設發票愛心箱，讓購物者把發票放在愛心箱裡面，收集後就送到協會讓志工來對獎，那一陣子發票中獎的收入還不錯，對於協會的經費不無小補，累積起來大概也有好幾萬塊。說也奇怪，每次協會在舉辦較大型活動，常會碰到經費短絀的時候，那時的發票中獎機會好像就會特別高，中個五、六千塊，最高的時候還曾經中過一萬塊。我常想上天好像有慧眼，會適時來幫助協會似的，讓協會在經費不充裕的情況下，愛心發票中獎每每神來一筆，好像冥冥中暗助協會，讓協會能繼續發揮抗癌服務的精神和宗旨。

此外，協會還特別設立急難慰助金的申請，幫助因為家人發生癌症導致經濟困難的學生。當初以學校為主，主要是社會上需要救助的人還是很多，如果每一個申請救助金的人都要去探訪、核實他們的家庭經濟狀況，志工人力委實不夠，若以大學院校的學生為主要救助對象，至少學校的輔導室教官、導師，會幫協會做審核，讓清寒學生的癌症家庭，感受到協會的溫暖和後續的種種服務。當經費不足的時候，鄭理事長總是發揮臨門一腳的推力，身邊一些事業成功的朋友，知道後也常常慷慨解囊，共襄盛舉。如去年協會的顧問李先生就贊助了一筆大捐款，所以光是去年發出的急難慰助金，就高達三十萬元，救助的學生達三十餘人。

只要是聽過鄭理事長講述她抗癌種種歷程的人，都會被她的故事感動莫名並且因此受益良多，因為當時她罹癌時不過才三十幾歲，年紀很輕，這對一個已經有三個小孩的媽媽而言，是生命中難以承受的打擊和煎熬，若非同是抗癌人，很難想像那一段路程的艱辛和漫長……！但是最後她卻能夠通過重重關卡戰勝癌症，實在不容易。

和鄭理事長認識、共事這麼多年以來，我個人認為她之所以能夠抗癌成功的原因，主要是因為下列二點：

1她是一個樂觀且樂於助人的人：只要你請求幫助，她幾乎都會很爽快的答應，如協會有時舉辦活動需要經費，只要跟她開口，她便毫不思索的回答：「沒問題呀！」之後她就去找朋友、找關係或是找願意協助的單位，不管是合辦或協辦，問題到她手上自然迎刃而解。

2她是一個快樂的人：抗癌成功後，不僅全力經營她的事業，行有餘力更投入社會公益事業，雖然天天都很忙，要找她的時候，有時在大陸出差，有時到日本開會，但都不會推拖掉可以助人的機會。她不僅幫助別人，也幫助了她自己，因為她在助人當中得到了精神上的快樂回饋，在助人之餘心靈也得到了莫大的安慰。所以周遭有這麼多人都喜歡接近她，只要有她在的地方，就充滿熱力四射的活力，每個人也都會很親切、熱情的跟她交談，你會覺得能跟她做朋友其實是一種福分。

如果有餘力，請花一點心力去幫助別人吧！在服務的過程中，你通常會得到更大的力量，無論是從你自己身上或是別人所回饋的！

她擔任理事長三年任滿前夕，依照協會的規定要改選，大家其實很希望她可以再繼續接任，因為理事長的職務可以再續任一次。本來她也很願意，是後來她覺得棒子還是要交接，因為這樣協會的人脈才會更廣闊，才能夠讓更多的人來加入，所以她就決定讓賢，把理事長的職位交棒給第六屆的許鈴華理事長。許理事長也是抗癌人，不論人品、能力都是一時之選，協會在許理事長帶領下，抗癌服務充滿熱情與溫馨，她們兩人因協會的關係亦成為好姐妹，所以鄭理事長卸任後，不是責任的結束，而是力量的擴充。鄭理事長依然繼續關心協會，對協會的助力從未停止。

這些年來，鄭理事長的事業愈做愈成功，也表示她的福分愈來愈大。卸任三年之後，剛好也是她抗癌屆滿二十週年的今天，協會的眾多會員又引頸期盼著她回來領導協會，二〇一一年三月，在大家熱切的期許下，再度被推選擔任第七屆理事長。我們不僅寄望藉著她豐沛的人脈，讓協會的服務力量更壯大，也希望藉著這本《抗癌‧女人‧二十年》一位抗癌鬥士二十年心路歷程專書的問世，讓本會推動的抗癌事業三部曲——心靈重建、生命重建、自渡渡人的初衷，得以不斷傳承、發揚光大，裨益更多抗癌人和家屬，重建生命的自信和價值。

書末後記

共同見證作者心靈重建、生命重建、自渡渡人的抗癌心路歷程

記得曾經看過一份文件報告提到，依據英國醫學臨床研究顯示，癌症病人在聽到醫師告知診斷的當下，因為震驚又無醫學專業知識，對於醫護人員的解說，回家後只能記得十分之一。台灣每年約有七萬九千多人被診斷為癌症（二〇〇八年統計，二〇一一年四月國民健康局公布），這樣的情形每天都在各大醫院發生，病人和家屬在一知半解的情況下，面臨抗癌的決策以及艱苦的治療過程，往往得承受身體病痛以外的巨大精神壓力，有一部分病人甚至因此延遲或中斷治療。

美國癌症協會為讓病人安心治療，自一九九〇年開始推動領航員計畫，輔導醫院在院內設立「單一癌症服務窗口」，病人可主動經由這項服務，獲得院內與院外的資源，解決就醫障礙，並增加對治療的信心。有鑑於該服務可大幅減少病人延遲和中斷治療，並增加病人滿意度與縮短住院時間，美國乃於二〇〇五年通過立法，要求衛生部應適度編列預算，於社區醫院中普遍推動該項服務。

有鑑於此，行政院衛生署國民健康局，亦於民國九十七年七月起委託中華民國癌症希望協會，開始於國內六家醫院推動「癌症資源單一窗口服務試辦計畫」，各醫院一律在經常接觸癌症病人的門診區，提供一個獨立空間，由資深護理或社工師提供服務。實施迄今已服務萬餘人次，意外受到癌友（包括家

屬）和醫護雙方的極大肯定，迄今已擴大到各地區醫院的癌症中心來服務病友。根據各醫院統計，**病患求助問題以心理需求最多，其次為癌症本身以及伴隨而來的照護與營養問題**。

這個統計調查報告得來不易，對於如何安慰、幫助癌症病人脫離癌症的恐慌和焦慮，扎扎實實提供了一個深具指引的參考價值。不妨聽聽一份臨床醫護人員的研究報告與建議：「多多借鏡癌症康復者的案例，讓病患及家人得到學習與鼓勵，隨著醫療條件的進步發展，很多癌症病人漸漸都得到了很好的醫治，甚至得到了康復。癌症患者的家人不妨多找一些這方面的案例（專書或專刊），與癌症患者一同學習。這裡最主要學習的是一種應對困難的能力，以及一種樂觀的態度；保持一種良好的心態，以及一種對未來的希望，對於治療和康復會起到很關鍵的作用……。」

本書作者在十餘年前抗癌成功後，積極投入抗癌、防癌的分享與服務，經常現身說法，成為南部地區癌症防治工作最佳的宣導大使。如今藉著抗癌二十週年的機緣，幾經掙扎，終於願意將過去塵封的往事一一道出。個人有幸成為這本書的採訪、撰稿者，之所以會催生撰寫這本書，應該是鄭理事長親身體驗慘痛的個人抗癌歷程，而後奇蹟般地痊癒（包括隨之而來的婚姻與工作的變故及際遇），生命卻益發豐富而精采，希望為自己過往的人生留下見證，進而讓更多癌症病友和家屬有所啟發而不畏懼，也希望在癌症防治事業的道路上，多一個擲地有聲的堅定捍衛者。

這本書的內容，很多情節都需要回到當時的情境脈絡中去追溯，以忠實呈現出作者當年的喜、怒、哀、樂，如此一來，讀者閱讀起來才會有一種時光的對照感和情感的共鳴，因為在抗癌的歷程中，實在充滿著太多的情緒起伏！而且，本書的特色是以「半本回憶錄」的方式來呈現，而不是用現在已經是康復者的心境回顧過去，主要目的是想讓讀者充分感受作者一路走來的抗癌心情，引發讀者對抗癌的感同身受與癌症防治的反思。

台灣每年都會新增近八萬個癌症病患，這確實是令人觸目驚心的數字！根據統計，台灣目前有高達一百多萬個家庭，正陷於癌症的侵襲風暴中，更突顯了台灣抗癌大業的任重道遠。可想而知，癌症防治確實是一個受到普遍重視的課題。但老實說，也只有在自己或家人有過深刻的抗癌經驗之後，癌症防治才能真正引起人們持續且高度的關注。我個人就是這樣，幾年前家父因癌症過世，在陪伴他老人家最後的兩年過程中，才深刻體會到自己對防癌、抗癌的認知竟是如此的貧乏與欠缺！但更早些年，我的二叔、三叔與其他親戚因癌症過世時，都沒有像我父親罹癌那樣，對我有那麼深刻的切身之痛！所以，今天我也以曾是癌症病患家屬的身分，再回顧過去那段陪伴父親抗癌經驗的記憶，深深覺得這本書的出版，的確可提供癌友和家屬非常寶貴的抗癌知識與啟發。

然而，受到崇尚專業為上的概念驅使，當今報章媒體談論有關癌症防治議題的，多半是腫瘤科的主治醫師居多，對於許多抗癌鬥士的艱辛抗癌歷程，絕大多數也都只是受訪式的精要報導罷了。在台灣能夠看到真正有系統，暢談抗癌經驗的專書則是少之又少，如果有的話，也只是少數幾本由自己是醫師身分的抗癌人所執筆，或者是外來的翻譯書，真正出自本土作者、非醫師身分人士所寫的抗癌專書，而又願意挑戰上市者，鄭梨華理事長即使不是第一人，也算是少數具足信心且有勇氣的人了。值的一提的是，上述由醫師所執筆的抗癌專書，幾乎都是著重在以其親身經歷談論相關合併（輔助）療法，尤其是在飲食療法、免疫療法、心靈療法這部分，而本書作者則是以病患的身分就其抗癌經驗，分享接受不同醫師的治療與互動，及各種輔助療法的見證與反思。個人認為，本書的可讀性之處，正是因為作者本身不具備醫療背景，更不是醫師身分，反而更能從一般人的角度來思考抗癌的問題與需求，更能引起大多數癌症病友與家屬的認同和共鳴。

本書作者鄭梨華女士，在癌症末期的鬼門關走了幾回，在人生幾乎走到盡頭的時刻，依然不放棄任何治療的機會，蒼天不負苦心人，透過留日醫學博士陳明豐醫師「中西醫整合療法」的及時診治，把握了兩年重要的抗癌治療黃金時間，終於戰勝了癌症。其抗癌期間經歷了人生刻骨銘心的痛與苦，歷經生命重建與婚姻的風暴……。但由於子女年幼，因而激發她強烈的求生意志，在沒有夫家經濟與精神的支援下，益發自立自強抗癌，同時也在工作上力求表現。工作與收入的穩定，讓經濟成為抗癌的最大後盾，最後更成功創業，成為人人欽羨的事業達人，之後更積極投入抗癌服務的行列，發揮人溺己溺的精神，實在難能可貴。《抗癌•女人•二十年》這本抗癌二十週年紀念的專書，揭露了許多非常寶貴的抗癌經驗與不為人知的心路歷程，值得許多癌症病友和其家屬，以及走在人生逆境的朋友們細細咀嚼，自助助人。

最後值得一提的是，如何預防癌症（防癌）與如何治療癌症（抗癌）雖然兩者目標不同，但同等重要，相輔相成。希望藉著本書的出版，期能拋磚引玉，讓更多具啟發性的成功抗癌故事，不斷的被挖掘而付梓出版，提升病友增強抗癌復建的信心與技巧，促進癌症防治正確的知識與保健之道，進而指引各類癌症病患得以心靈重建、生命重建、自渡渡人，最終增進一般社會大眾正確的防癌意識和抗病能力為己任。

健康是「1」，後面代表事業、家庭、財富的數字才跟著有意義。假設前面是「0」，當失去健康時，後面縱有再多的「0」，也都無意義，對於抗癌人來說，恐怕最能體會這個至深的道理。人生長路漫漫，願「抗癌鬥士」的精神不斷傳承、發揚，激發更多「生命鬥士」的熱情與勇氣，寫下人世間更多美麗與動人的生命詩篇……。

附錄一
癌症與自律神經失調

義大醫院輔助暨整合醫學中心主任——陳明豐醫學博士

李小姐是一位乳癌的患者，她在兩年前發現自己右側腋下有淋巴節腫大，而到醫院接受檢查。檢查結果發現右側乳房有疑似三公分惡性腫塊合併淋巴轉移，於是她接受開刀，並且接受長達半年的化療，結束化療後，她繼續接受抗荷爾蒙藥物的治療。

雖然最近一年半以來，她一直持續且定期地接受追蹤檢查（包括超音波檢查及抽血檢驗），而且檢查結果都顯示沒有癌症復發的現象，可是仍然常會有身體疲倦、胸悶以及失眠的症狀，讓她一直提心吊膽，懷疑是不是癌症又復發了。

有時候，她會突然感覺到心跳加速（心悸），呼吸困難到好像喘不過氣來，最後手腳發麻無力，彷彿就要死去一樣，但經送醫急救之後，一切檢查卻又是正常的。急診醫師說：「可能是得了恐慌症！」於是將她轉介至本院中西整合醫學科門診。

自律神經失調，讓癌症患者深陷復發焦慮症

在中西整合醫學科門診幫她做自律神經檢查，檢查的結果發現她有明顯自律神經失調的現象，除了自律神經整體功能下降外，交感神經與副交感神經無法同步協調，同時呈現交感神經過度亢奮的現象。經由電腦軟體的協助，李小姐接受呼吸調整訓練，同時也進行情緒舒解、認知療法、飲食及生活習慣的調整，另一方面，也接受小劑量西藥（鎮靜劑）及中藥處方（柴胡加龍骨牡蠣湯）的治療。經過三個月的努力，她終於得以擺脫恐慌症及自律神經失調的困擾。

像這樣的癌症患者相當多見，他們在一連串治療後，雖然沒有任何癌症復發的現象，但卻常常有疲倦乏力、胸悶、心悸、頭暈、大便異常、腹脹、失眠等自律神經失調症狀。

那麼，什麼是自律神經呢？吾人的周邊神經分為二大類，一類是運動神經，而另一類就是自律神經。我們可以用意志命令自己的手舉起或是放下，就是透過運動神經，而在另外一方面，人體裡頭有很多重要的生理活動，例如心跳、血壓、胃腸蠕動、皮膚發汗、瞳孔縮放……等，這些都不是吾人意志可以控制的，而是受到自律神經的自動調控。

自律神經又分為二種，一種是交感神經，另一種則是副交感神經。交感神經會使心跳加速、血壓上升、皮膚發汗增加、瞳孔放大、胃腸蠕動減緩；而副交感神經則恰恰好相反，它使心跳變慢、血壓下降、瞳孔縮小、胃腸蠕動加快。

正常情況下，交感神經與副交感神經互相對抗卻又能同步協調，使人體各種生理功能得以順利進行，但在長期

精神壓力或生活作息異常下，自律神經會失去平衡而無法正常運作，因而引起頭暈、胸悶、心悸、下痢或便祕等諸多症狀。事實上自律神經失調在門診的病患（尤其是癌症患者）相當普遍，只是過去醫院很少提供這方面的檢查，也缺乏具體的治療方法。

「即時心率變異自律神經檢查」造福眾多病患

過去最常用以檢查自律神經的方法是心率變異數檢查法，此法乃是以五分鐘心跳時間的變動轉換為頻率，藉此觀察交感神經及副交感神經的活性。最近發展出的「即時心率變異自律神經檢查（real-time HRV）」則可以觀察瞬間心率變動，並可分析交感神經及副交感神經同步進行的程度，進一步則可以訓練調整呼吸（調息），做為生理回饋訓練的儀器。

「呼吸」是人體內唯一受到自律神經自動調控，又部分可以受到吾人意志控制的生理活動，傳統氣功、瑜伽及打坐等與人體能量或心靈安定相關的訓練，無不從呼吸調整著手。現代醫學的研究發現，良好的深呼吸訓練可以改善自律神經功能、穩定情緒、增強免疫力，進而提高專注力及解決問題的能力。

我們從民國九十六年四月起開始迄今，將自律神經的檢查應用於門診，並用結合調整呼吸（調氣）、認知療法、西藥及中藥，治療各種自律神經失調病患。我們的臨床研究發現，癌症患者常有自律神經失衡，及交感與副交感神經不能同步協調的現象。

利用「即時心率變異自律神經檢查」不但可以早期發現自律神經失調的情形，而且還能協助癌症患者找出適合個人調整自律神經的方法。我們發現，有些癌症患者雖然勤練氣功，但是因為調氣方法錯誤，反而使得自律神經失調的症狀愈加嚴重。

此外，錯誤的認知及情緒壓抑，在癌症患者裡相當普遍，這可能也是他們自律神經失調及免疫力低下的重要原因。大多數癌症患者都是屬於完美主義的人格特性，他們默默的負擔起家庭或工作的責任，長期承受很大的精神壓力，卻不善於表達自己內在的情緒。患者必須學習放下對自己或別人要求的執著，並學習適當的表達自己內在的情感。事實上，大多數癌症患者，常隱藏著對生命意義的失落感及對死亡的焦慮，他們必須被引導去領悟生命的無常，及看到自己生命的意義與價值。很多癌症患者表面看起來很開朗，但在心靈裡頭卻深埋著嚴重的憂鬱及焦慮。這些負向情緒必須適當的舒解，否則會影響他們的自律神經及免疫功能，進而影響生活品質。結合調整呼吸（調氣）、情緒舒解、認知療法、西藥及中藥治療，不但可以讓癌症患者快速獲得自律神經失調症狀的改善，而且可以提升抗壓的能力，讓他們邁向光明的人生。

（原文刊載於高雄市抗癌服務協會二〇一〇年《十六週年特刊》醫訊報導專欄）

附錄二

正面積極，天下無敵

專訪「康儷」李金旆董事長

彭遠

早年由於家族事業橫跨日台兩地之故，李金旆年紀輕輕就被家族安排到日本磨練，讀書跟工作加起來一待就是十年，十年留日磨劍，不僅在日本完成大學學業（日本拓殖大學經營學系畢），日語嚇嚇叫，一躍成為小「日本通」，更奠定了他日後的事業發展基礎。

選對人——企業經營成功的祕訣

回國後，營造建設等家族事業在他慢慢接手經營下，業務蒸蒸日上。之後，因緣際會投入生物科技公司的經營（與本會鄭梨華諮詢理事長同為創業股東），引進日本知名健康食品品牌，發揮在日本的地緣與人脈影響力。加上為人大度，喜歡培植人才，抱著「賺錢給別人，比別人賺錢給我來得更快樂」的理念，只要找對人，就樂於投資開設一家公司，讓創業伙伴當CEO（總經理或執行長），自己則當董事長或創業股東，不太管事，完全交由CEO主導。

回國近二十年來，事業一家一家的開，目前是豪氣建設有限公司董事長、甲乙營造工程有限公司（甲級）董事長、上朝水電工程有限公司董事長、豪氣企業有限公司董事長、康順生物科技股份有限公司董事長、康儷股份有限公司董事長、建德工業股份有限公司董事、光南鋼鐵股份有限公司監察人等知名企業領導人。

經營事業奉行「積德、利他」信念

雖身為多家企業的經營者，但李金旆董事長始終秉持「積德才能積財」、「利他才能利己」的人生哲學作為事業經營的座右銘。他總是對事業伙伴說，花愈多的時間去行善、積德，自然而然就有生意做，老天爺才會給你更多的財富。

此外，「選對事業伙伴，企業就成功了一半。」李金旆董事長表示，經營企業是一種伙伴關係，要讓股東們優先得利，「積德利他」在事業經營面來說，就是讓更多的股東、員工創利共贏，事業才會愈做愈大，創造的社會效益也才會更大。

李董事長進一步指出，其實在社會上願意行善做公益的人很多，只是我們沒去注意、發覺罷了。自己發展事業之餘，也樂於回饋社會，貢獻所學，目前除了是本會的會務顧問之外，亦曾擔任高雄市中山扶輪社社長（二〇〇二到二〇〇三年）、扶輪社3510地區巨額捐獻主委（二〇〇六到二〇〇七年）、扶輪社3510地區GSE主委（二〇〇八到二〇〇九年）、名鳳文教基金會董事、國立中山大學校友會常務理事（編按：李金施董事長於二〇〇八年修畢國立中山大學在職高階企管研究所碩士學位）等多個單位的重要職務。

「正面積極、天下無敵」，值得抗癌人深思

值得一提的是，李金施董事長自小雖是小兒麻痺的病患，但很早就克服了心理的障礙，周遭凡是認識他的朋友，無不對他風趣的談吐、熱心公益事業所折服。也許是因為自己曾經受過病痛的折騰，讓他對身心障礙者或重病患者多了幾分同理心（李董每年都會定期捐款給小兒麻痺等身心障礙者相關團體）。尤其後來親身投入經營保健食品事業，近二十年來接觸癌症病患不計其數，對癌症防治有著深刻獨特的見解。

「每個成功人士都有不一樣的特質，而正面積極的人較易成功。」這句話用在癌症病友身上一樣適用，也許因為看過太多癌症病友，深深體會擁有正面積極人格特質的人，對治療癌症的助益是非常顯著的。身兼本會顧問的李董事長，常常舉創業伙伴鄭梨華諮詢理事長的例子告訴他人，要戰勝癌症，除了家人的關心與陪伴之外，病友自我的心理建設最關鍵。因為大家都知道，絕大多數的癌症病人一旦知道自己罹患癌症之後，心情一定會很恐慌、沮喪，此時最重要的是轉移病友們對自身病況的注意力，換言之，不要將病友當作病患照顧，反而要盡可能的讓其恢復原有的正常作息，讓病人心情釋懷才有助於病況的改善。

尤其多說正面積極且讓人愉悅的話，讓歡笑轉移病友對病情的牽掛，學習重回原有生活步調的能力，這是抗癌

要成功極重要的一步，反之，愈是當成病人照顧，愈是讓病友們覺得心理負擔壓力大，反倒加重病情。因此，病友周遭的家屬和朋友，他們的一言一行對病人的心情影響至鉅，因為患者要的不是同情和憐憫，而是讓自己寬心、放心，進而漸漸能夠獨立照顧自己，如此抗癌成效相對會更好。

總之，人快樂的時候本身的細胞活性會比較強。李董事長最後贈語本刊所有讀者「正面積極、天下無敵」這句人生座右銘，因為「每個成功人士都有不一樣的特質，而正面積極的人較易成功」。著實值得每一位抗癌鬥士深思、篤行。

（原文刊載於高雄市抗癌服務協會二〇一〇年《十六週年特刊》名人專訪）

附錄三

親人罹癌，深感抗癌知識之重要

專訪新高橋連鎖藥局陳國明總經理

彭遠

臺灣早期的藥局，多以販售西藥、成藥為主軸，隨著跨業經營與外國品牌的競爭，為滿足都會區民眾更便利、更優質的生活需求，大型綜合藥局於焉成形。以標榜「咱的健康好厝邊」聞名於北高雄，尤其是以左營地區為大本營的「新高橋連鎖藥局」，分店愈開愈多家，銷售的產品包羅萬象，主要以健康（內在美）、美麗（外在美）、藥品、護嬰、日常生活用品等幾大類，多達八千到九千種的龐雜產品，培養出許多優秀的藥劑師、護理師、營養師，是南臺灣許多綜合藥局取經的對象。

投入於連鎖藥局經營管理實務，長達近三十年的新高橋藥局總經理——陳國明顧問，身兼安健美股份有限公司（全國區域連鎖藥業聯盟共同投資）及生命綠興業有限公司董事長，新高橋生技有限公司及聯橋健康事業有限公司總經理。

陳總經理為人謙和、重原則，公司內部文化講求「敬上謙下」的團隊精神。個人從不做什麼交際應酬，但社會團體、社區各鄰里的公益活動卻不落人後，從當年的九二一大地震，到今年的八八水災，還有伊甸園、遲緩兒、社區美化、送愛心到孤兒院……等，都有他們公司和陳總經理出錢出力的身影，誠如陳顧問所言：「參與社會公益就是最好的企業公關。」

由於自己的公司本身就是經營健康的事業，陳總經理指出，從許多的臨床研究報告得知，癌症的成因多數來自飲食、生活習慣及工作或家庭壓力交互影響所致。尤其現代社會，大部分人的飲食習慣趨向精緻化，以及面臨許多深層的工作壓力，癌症的發生率恐怕只會更多不會減少。

抗癌初始要給病人一個希望，及適時的精神支柱

罹患癌症，有如一個人重建第二生命一般，是一件大工程。

陳顧問以自己的親兄長今年初罹患肺癌第三期，卻無法手術（癌細胞在肺動脈處）為例指出，抗癌要走出來相當不容易，一開始一定要給病人一個希望，給他適時的精神支柱，讓他願意堅強抗癌，否則，當病人感到沒有希望，生命的存活期就會更短。「當病人對疾病的症狀、控制、治療等認知愈清楚，癌症就不會那麼可怕！」陳總經理有感而發表示，治愈癌症的根本要靠自己，但是創造一個有利抗癌的環境也非常重要，比方說，加入抗癌服務協會這樣的團體就是個不錯的選擇，不管是病友的經驗交流、醫療或保健資訊的吸收、團體之間的互相關心和鼓勵，都是不可或缺的。

目前陳顧問的兄長病情控制良好，依然在他的公司上班活躍如常，也因為自己的哥哥罹癌，讓他體悟有病並不可怕，因為正常人都有癌細胞，只要懂得「細胞正常化＝免疫力」之道——必須竭盡全力讓人體的腸道維持健康、潔淨，才能讓小腸正常吸收食物的養分，提升免疫抗體。反之，當腸道累積過多的毒素（有害菌），正常細胞就會弱化、無法提供人體運作的養氣，日久免疫力就會退化而百病叢生。

因此，第一，如何增強腸道的有益菌（創造細胞的活性），以及第二，提高抗自由基（免於破壞正常細胞）能量，兩者相輔相成的「身體自然療法」，不亂用偏方，其他的交給主治醫師（正統療法），病人恢復健康的機率就有機會大大增強。

抗癌鬥士經歷磨難，較諸正常人心靈更健康

凡走過艱苦抗癌歷程來的人所講出來的話，特別有力量。

陳總經理深深感謝鄭梨華理事長的現身說法，讓他的兄長在罹癌後特別有信心接受治療，且能在短時間迅速重新恢復工作。也因此，他也特別感佩那些曾經遭受癌症重病煎熬走過來的「抗癌鬥士」，而後還能站出來幫助其他更需要服務的病友，這種精神非常不簡單，更令人欽佩！這種回饋社會之舉，才是真正的公益。而這些「抗癌鬥士」，他（她）們比一般正常人、健康人還要更健康，無論是生理、心理、心靈各方面。尤其他（她）們的心路歷程與抗癌精神，樹立了良好的標竿，更值得給社會大眾學習和經驗交流，陳總經理由衷響應抗癌服務協會互相付出與身心靈「生命重建」的理念。

陳總經理最後有感而發並愷切的指出：「要活就要動，一定要撥出時間參加活動，要與人互動，才會忘掉病痛，甩掉負面煩惱。」著實良有以也。

（原文刊載於高雄市抗癌服務協會二〇〇九年《十五週年特刊》名人專訪）

永遠不要放棄自己……

健康Smile 10

健康Smile 10